죽는 날까지
현역으로
가능할까?

정대영 지음

도서출판 드림드림

초판 발행 2024년 12월 11일

죽는 날까지 **현역으로 가능할까?**

지은이 | 정대영

편집장 | 김수민
펴낸곳 | 도서출판 드림드림
등 록 | 제 409-2018-000008 호(2018년 4월 3일)
주 소 | 경기도 김포시 김포한강8로 333, 312-108
전 화 | 032-555-1599　　　　**이메일** | yularts@naver.com

편집디자인 | 율아츠

ISBN 979-11-979075-4-8　03510

저작권자 © 정대영

이 책의 저작권은 저자에게 있습니다. 서면에 의한 저자와의 허락없이 내용의 일부를 인용하거나 발췌하는 것을 금합니다.

* 책값은 뒤표지에 있습니다.
* 잘못된 책은 구입처에서 바꾸어 드립니다.
* 저자와의 협의하에 인지는 생략합니다.

죽는 날까지
현역으로
가능할까?

Is it possible to remain active until the day I die?

정대영 지음

도서출판 드림드림

Contents

프롤로그   008

챕터 I
죽는 날까지 현역으로 가능할까?

헬씨 에이징, 핸드폰 사용에 대해   014
건강해지려고 운동을 하는데 몸이 아프다?   022
수면 후에도 몸이 회복이 안 된다면?   031
만성적인 통증과 3차원적인 구조와의 관계   038
핸드폰 많이 했더니 내 몸의 축이 틀어졌다?   042
골프 스윙과 근골격계 손상   050
두개천골리듬과 도수치료에 대해   056
헬씨 에이징-근골격계의 움직임에 대해   061

챕터 II
창조적인 작업, 예술 활동 등 내 몸 이해하기

예술활동에 있어서 자세란?   068
구조적 신체요법에 대해   073
색소폰칼럼   078
근막 통증과 치료에 대해   085
코어근육과 동적평형에 대해   089
반복되는 근골격계 통증과 회복력에 대해   094
예술활동과 호흡에 대하여   099
근골격계의 구조와 리듬 활동에 대하여   108

챕터 III
성장과 근골격계와의 타협하기

소아에서 근골격계 성장에 관하여	118
소아 발달성 평발에 대해	126
안짱다리와 안짱걸음에 대해	131
고관절 활액막염과 골반 균형	136
경련성 사경에 대해	144
주상골 부골 증후군에 대해	148
특발성 측만증에 대해	151

챕터 IV
중심이 바로서야 건강하다 중심축 척추

일자목과 거북목 증후군에 대해.	156
요천추부 골격의 이상과 만성 요통 관리에 대해	163
후종인대 골화증에 대해	168
흉요추 이행부 증후군에 대하여	172
교통사고로 채찍질 손상을 당했다?	177
일상에서 힘은 허리에서	181
골반 천장관절의 기능축과 기능부전에 대해	193
턱관절 장애 치료와 전인적인 접근	199

챕터 V
균형을 잡아야
건강하다
골반과 하지

골반 균형과 이상근 증후군	206
스쿼트 운동과 골반 및 하지 통증 증후군	210
발음성 고관절 증후군과 고관절 균형에 대해	214
장경인대 증후군과 무릎 통증에 대해	219
골반 부정렬 증후군과 발목관절 만성 염좌	224
난치성 무릎 통증과 활액막염에 대해	228
골반 부정렬 증후군과 관련된 내장기 증상들	234

챕터 VI
상지의 건강이
삶의 질을
좌우한다
어깨와 팔의 조화

손 저림과 손목 터널 증후군	242
어깨 충돌 증후군과 회전 건개 손상	249
테니스 엘보우에 관해	253
흉쇄관절 증후군에 대해	257
어깨가 건강해야 생활이 윤택해진다	262
난치성 턱관절 질환과 경흉추 이행부 '관계'	270
교감신경 반사성 위축과 작열통	274

에필로그	278

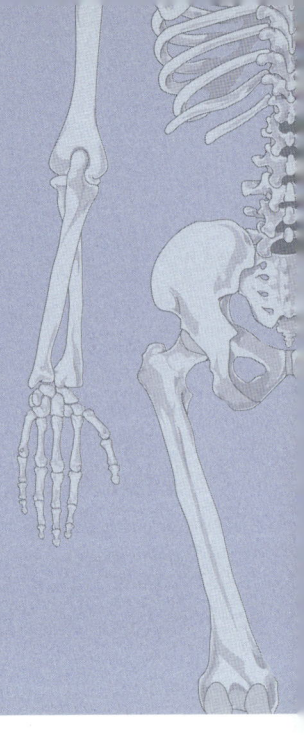

프롤로그

죽는 날까지 현역으로 가능할까? 현역! 현역이라는 말은 무엇을 뜻할까요? 정신적인 활동이 가능하고 일상생활을 영위할 정도의 근골격계 기능이 가능하게 살아갈 수 있는 것. 100살을 넘게 살더라도!, 남의 손을 빌리지 않고 식생활이 가능하고 의복도 혼자 입고, 화장실 사용 등이 가능할 뿐만 아니라 가벼운 대화나 정신적인 활동도 가능하게 유지한다는 뜻일 것입니다.

사람은 다 다르기 때문에 이 글을 읽는 독자들 역시 현재 상황과 주어진 몸의 상태가 다 다르다는 것입니다. 선천적이든 후천적이든, 문제가 있을 수도 있고, 없을 수도 있습니다. 하지만 다들 공통으로 바라는 것이 있다면 생의 마지막 날까지 정신과 육체가 적절한 활동이 가능하기를 원한다는 것입니다. 현재 상황이 어떠하든지 우리는 앞으로도 살아가야 합니다. 가능하면 현역으로 활동하면서 남의 손을 빌리지 않고, 의식주 생활과 경제적으로 독립된 생활을 하고 싶다는 것입니다. 이 글을 쓰는 이유는 독자들이 현재 어떤 질환이나 상황에 있더라도 희망을 가지길 바라는 마음 때문입니다. 특별한 질병이 없다면 더욱 좋지만, 약간의 문제가 있는 경우도 있습니다. 지금까지 현역으로 활동하면서 독립적으로 지내온 사람들은 앞으로도 생에 대한 열망을 잃지 않기를 바랍니다. 원하는 것을 하면서 생의 마지막까지 활동력을 가지고 현역으로 살아가는 것에 대한 것을 말입니다.

이렇게 살아가기 위해서는 세 가지 시스템이 공존하며 지속 가능해야 합니다. 이 세 가지는 바로 내장계, 신경계, 근골격계입니다. 내장계는 에너지를 생산하고 그와 더불어 쓰레기(노폐물)를 제거하는 시스템입니다. 두 번째, 신경계는 생명현상과 관련된 모든 정보를 모으고 거기에 그치지 않고 통합하면서 조절하는 시스템입니다. 마지막 세 번째는 근골격계로 생명과 관련된 모든 움직임과 활동을 하고 항상 지속해서 3차원적인 구조가 유지되면서 회복되는 시스템입니다. 이 세 가지가 원활하게 함께 공존할 때 앞에서 이야기한 우리가 마지막까지 현역으로 있을 수 있게 하는 근간이 되는 것입니다.

첫 번째 좋은 영양소나 음식을 공급하고 잘 소화되게 하면서 필요하다면 내장 기관이 필요한 약을 적절하게 복용하는 것도 중요합니다. 하지만 우리나라 현재 상태는 이런 것에 대해 완벽하지는 않지만, 부족해서 의학적인 적극적인 개입까지 필요하지는 않은 것 같습니다. 현재 우리나라에 사는 사람들은 3만달러 소득이 넘어가며 부족한 것보다 쓰레기를 제거 하는 것이 더 중요하다고 주장하는 분이 더 많습니다.

두 번째 신경계를 살펴볼 때 우리 주변의 상태를 보면 적절치 못한 것에 대한, 그리고 건강 상태에 대한 상담 활동, 그리고 좋은 정보가 너무나 많습니다. 오히려 스스로 통합하고 조절하는 것의 문제가 더 커 보입니다.

마지막으로 근골격계입니다. 요즘 현대인들은 건강하기 위해 운동 하나씩을 다 하는 듯 합니다. 헬스장에서 몸을 만들거나 골프를 친다거나 하면서 말입니다. 이때 통증에 관한 치료는 많이 하고 있습니다. 하지만 우리의 세상이 3차원인 것처럼 우리 몸도 3차원적으로 근골격계의 구조를 유지하고 회복하고 치료하는 과정이 필요합니다.

그래서 이 책에서는 마지막까지 현역으로 활동하기 위해 삶에 있어서 충분히 활동하고 날마다 가능하면 3차원적인 구조를 유지하고 회복되면서 새로운 것에 대한 호기심과 창조적인 활동이 가능하게 사는 것에 대한 기록이 되었으면 합니다.

Chapter I
죽는날 까지, 현역으로 가능할까?

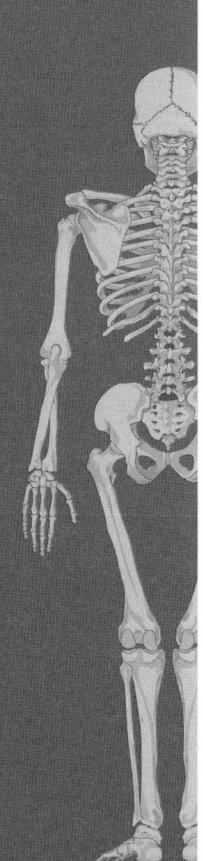

헬씨 에이징, 핸드폰 사용에 대해

진료실에서 아픈 것과 건강이 좋아지지 않는 것에 관한 이야기를 나누다 보면 3차원적인 근골격계, 좋지 않은 자세, 그리고 회복력에 대한 의견을 주고받게 된다. 이 과정에서 요즘은 핸드폰 이야기를 참 많이 하게 된다.

특히 부모가 아이들을 데리고 온 경우에는 중간에 꼭 한 번씩 다음과 같이 하소연하곤 한다. "우리 아이는 핸드폰을 너무 많이 해요", "너무 안 좋은 자세로 해요", "완전히 구부려져서 거북목 같아요"라고 말이다. 진료 중에는 간단하게 '좋지 않지만 그렇다고 안 할 수도 없는 문제다'라고 이야기하며 공감하면서 간단히 언급하고 넘어간다. 하지만 이 문제가 정말 간단히 넘어갈 수 있는 문제일까?

정보화 사회에서 헬씨 에이징하기 위하여

이 문제는 현재의 생활 환경뿐만 아니라 앞으로 우리의 헬씨 에이징과도 관련이 있다. 지금까지 살아오던 방식이 직접 대면으로 해결하는 것에 익숙한 7080세대에게는 '쉽게 하던 열차 예약, 지자체에서 하는 체육센터 등록' 등 일상적인 일조차도 이제는 핸드폰 앱으로 회원 등록이 필요하다. 그때마다 인증해야 하고 아이디나 비밀번호를 잊어버려 자주 다시 해야 한다. 그러다 보면 10분 이상 씨름할 때도 있고 정신적인 긴장까지 하게 된다. 때로는 나도 모르게 화가 치밀어 오를 때가 있지만, '그래도 핸드폰을 사용하지 않을 수는 없을 것 같다'고 생각하며 올라온 감정을 내려놓는다. 앞으로도 '이 정보화 사회의 발전이 거듭될수록 나의 척추와 근골격계에 부담이 더 가는 쪽으로 진행되겠지만 핸드폰을 던져 버릴 수는 없을 것'이라는 생각이 들면서 '어떻게 하면 공존할 수 있을까?'라고 정형외과 의사로서 고민을 시작해 본다.

핸드폰 사용과 근골격계의 3차원적인 구조 문제

우선 일자목, 거북목, 경부 통증이나 어깨 통증, 요통까지는 직접 관련이 있는 것 같다. 만성적으로 자세가 나빠진다거나, 운동 부족, 눈 피로 및 자율신경 장애 등도 관련이 클 것으로 보인다. 간접적으로는 소화 장애나 변비 등 내과적 질환, 그리고 과도한 집중으로 인한 피로나 신경성 질환 등을 비롯해, 나가서는 우울증이나 수면장애 등 신경정신과적 질환도 관련돼 있다고 봐야겠다. 일차적으로 과도한 근육의 긴장을 지속해서, 또 회복되지 않은 채로 반복해서 사용했을 때 근막염, 건초염이 생기게 된다. 또 요통, 경부 통증, 어깨 주위의 근막이나 힘줄에 염증 및 충돌 증후군 Impingement syndrome 등이 발생할 수 있다. 지속해서 진행되면 3차원적인 구조가 변형되거나 화학적인 병변이 더 진행되는 쪽으로 나타날 것이다.

필요에 따른 적절한 자세로 계속 유지해야 하는 시간을 견뎌내는 능력은 개인마다 다를 것이다. 사용 후 피로해진 근육이 염증 없이 회복되는 데 필요한 시간도 다를 것이다. 다만, 핸드폰을 사용하면서 자세를 좀 더 안정적으로 유지하고 회복하면서 3차원적인 구조를 좀 더 좋은 쪽으로 만들어가며 사용할 수 있다면 헬씨 에이징과 핸드폰 사용이 공존할 수 있을 것 같다.

요즘 점점 좋은 건강 정보가 많아지고, 또 직접 자세를 개선하는 스트레칭 방법, 운동 방법들이 핸드폰에서 많이 공유되고 있다. 이를 잘 이용하는 사람들에게는 점점 좋은 공존 방법이 생기고 있다고 생각한다. 하지만 잘 하지 않는 사람들, 그리고 너무 많은 정보로 인해 혼란스러운 사람들도 문제가 된다. 대부분 좋은 정보이지만 나에게 적용했을 때 다른 결과가 나오거나 좋은 결과로 이어지지 않는 경우들도 많다. 핸드폰을 계속 사용할 수밖에 없는데 이 정도의 노력만으로는 더 나빠지는 것을 막을 수 없는 사람들도 있다.

헬씨 에이징을 위한 핸드폰 앱에 관하여
최근에는 각종 핸드폰 앱이 만들어지고, 인간의 기능에 맞춘 센서들이 발전적으로 개발되고 있다. 이에 따라 심장박동, 호흡, 체온, 혈압 등 바이탈 사인뿐만 아니라 자세나 보행 과정도 속도 센서나 각속도 센서, 압력 센서 등을 사용하게 된다. 이를 통해 인체 내부의 활동이나 운동 그리고 구조의 움직임이 진행되는 과정을 확인하고 교정하는 정보를 제공할 수 있게 됐다.

정형외과 의사로서 헬씨 에이징 관련 진료를 하다 보면, 골다공증, 골 밀도, 골 탄력성 등을 비롯해 근 감소증, 근력, 근 긴장도 문제 등을 해결하려고 할 때 아무리 좋은 약과 영양제를 투여해도 별로 좋은 결과가 나타나지 않는 경우가 있다. 반면에 적절한 운동과 운동 후에 회복력이 작동할 수 있도록 하는 적절한 도수치료 등이 결과를 확연히 좋게 만드는 것을 많이 확인해 왔다.

또한 지속적인 근골격계 상태의 바람직한 3차원적인 구조 유지 노력, 그 후에 그것들에 대한 본인의 몸에 대한 인지능력 개발 유도, 그리고 그것을 유지하려는 개인의 노력과 치료자에 의해 제공되는 교정적, 치료적 가이드 등이 좋은 결과를 만들어가는 것을 많이 경험하고 있다. 이를 핸드폰을 통해 더 많이 구현해 가는 것이 중요하다. 이게 바로 '정보화 사회에 적응하고 핸드폰과 공존하는 방법이 아닐까' 하는 생각이 든다.

일례로 근육 감소나 낙상 위험 등은 노인의 헬씨 에이징을 위협하는 중요한 인자들이다. 측정 방법으로 '악력 측정', '종아리 둘레 측정', '걷는 속도 확인'하는 것이 있다. 하지만 이는 너무 개별적이다. 따라서 전체적으로 지속해서 변하는 것을 쉽게 파악하기가 어려웠다. 또 '골밀도를 측정한다', 너무 복잡한 '3차원 보행 기능 검사를 한다'는 것도 너무 일부만 자세하게 검사되고 실제 좋아지는 쪽으로 연결 짓기 어려웠다. 이는 시간과 노동이 많이 들어가고 환자 문제의 부분만 표현해 주는 방식이었다. 그러나 간편하고 핸드폰에 훨씬 친화적인 방법으로 간단하게 구현하는 방법을 찾아낼 수 있게 됐다. 즉, 정적 평형 검사, 간단한 보행 속도 검사, 의자에서 일어나기 검사 등으로 핸드폰의 간단한 앱을 통해 개인의 노쇠 지수, 근육 감소 지수 등을 나타내줘서 치료적 정보 제공과 운동을 진행하게 되는 것이다. 핸드폰을 이용해 좀 더 적극적이고 행동 치료적 영역까지 진행된다고 생각한다.

헬씨 에이징의 장기적인 준비: 호흡과 대사에 연계된 근골격계 회복력을 강화하자.
기능이 많이 약해진 노인의 경우에는 의미가 있지만, 젊고 역동적인 경우는 훨씬 더 고려해야 할 인자들이 핸드폰으로 표현돼야 하는 지수에 포함돼야 해서 한층 더 복잡해진다. 다양한 신체 활동과 고도의 집중적인 일상생활이 진행되는 경우에 근골격계가 유지되는 것은 좀 더 중요한 것들이 있다. 그것은 근골격계 활동과 더불어 '내장계와 신경계 등과의 기능적 연계'이다. 즉 내장계와 '대사와 근골격계의 활동과의 연계', 그것은 '호흡 연쇄를 통한 에너지 대사와 운동과의 연계', 그리고 '근골격계의 움직임에 따른 내장계의 거시운동, 미시운동과의 연계' 등이다.

신경계와의 연계는 '근골격계의 활동과 더불어 그 정보가 중추신경계의 빅데이터로의 유입 및 조절력 과정과의 연계', 그리고 '신경계가 작동할 수 있는 두개골 내 뇌막과의 물리적인 환경 및 뇌척수액의 순환과 흡수와의 연계' 등이 중요하다. 소아나 청년에서부터 이 연계성을 만들어가면서 핸드폰을 쓰게 만드는 것이 헬씨 에이징을 이루는 것, 또 청소년부터 평생 핸드폰을 쓰면서도 건강한 일상생활 유지를 위한 핵심으로 여겨진다. 그러나 아직 이런 단계까지 구현할 수 있는 것은 개발되지 않았다고 생각된다.

만약 이런 기능을 유지할 수 있는 앱이 점차 발전하면서 개발되고, 결과적으로 우리 몸의 감각 센서를 자극하는 데, 특히 '고유

감각을 개별적으로 적절하게 일련의 순서에 맞춰 활성화해 준다면 이런 자율신경계, 자동 조절 시스템이 잘 되게 하는 활동을 하게 되지 않을까?' 기대하면서 핸드폰과 건강과의 공존을 생각해 본다.

건강해지려고 운동을 하는데
몸이 아프다?

건강과 헬씨 에이징에서 운동이란?

진료실에서 아픈 문제를 해결하려고 하다 보면 운동하는 얘기를 하게 된다. 정형외과 외래에 오는 상당수는 운동과 관련이 있다. 이 이야기를 좀 더 확장해 다른 말로 표현하자면 움직임과 관련이 있다는 뜻이다. 우리는 모두 운동할 수 있는 여건이 다르고 몸의 상태도 다르고 운동의 목표도 차이가 크게 난다고 생각한다. 운동이지만 각자가 다른 의미로 운동을 받아들인다는 것이다. 스포츠에서 프로선수로서 경쟁 가운데 결과는 내야 하는 운동의 의미가 있는 사람도 있고, 생활 속 취미로 하는 활동이지만 준프로 선수같이 운동하는 이들도 있다. 또 일상생활의 리듬을 위해 가벼운 산책이나 스트레칭 정도의 활동을 운동의 의미로 사용하는 경우도 있다. 또한 필자처럼 정형외과 전문의로서 운동의 의미도 있다. 이러한 다양한 운동에 대한 질문에 진료실에서 가장 중요하게 다루어지는 문제는 '내가 현재 속한 여러 질병과 관련되어 어떤 운동이 도움이 되느냐', '어떤 움직임이 내 질병을 좋아지는 쪽으로 작용하느냐'의 문제일 때가 많다.

개인의 상황과 다양한 목표 사이에서도 운동 이야기를 나누다 보면 몇 가지로 모이는 내용들이 있다. 예를 들어 장수 노인들을 인터뷰하다 보면 '장수 비결의 한 부분이 끊임없이 움직이는 것'이라고 얘기하는 경우가 많고, 또 젊은 사람들이 열심히 일하다가 번아웃 증후군이라고 하는 무기력증을 보이는 경우도 많은데 이를 다루는 전문가 역시 운동이 해결책의 큰 부분인 것으로 얘기한다는 것이다.

'운동하자. 몸을 움직여야 뇌를 움직여서 뇌 기능을 발달시키고 행복감을 느끼는 물질이 분비되고 운동을 하면 혈액 흐름이 좋아지고 새로운 혈관이 만들어지고 우리 몸속 조직에 영양분이 더 많이 공급되면서 노폐물과 독소가 제거되기 때문에 육체 기능이 향상된다. 운동은 취미생활이 아니라 생존전략이다.'

이런 정도의 목표이면 운동은 조금씩 자주 하는 것이 좋다고 한다. 행복감을 느끼고 뇌를 자극하는 정도는 주 2~3회 20~30분 정도로도 가능하지만 좀 더 높은 목표가 있다면 더 할 수도 있겠다. 이 정도의 내용까지는 근골격계 질환을 다루는 정형외과 의사로서 동의하고 역시 만성적이고 반복되는 많은 질환에서 운동의 역할이 중요하다고 생각한다.

운동에 있어서 근육에 대한 문제

근육은 우리 몸무게의 약 40%를 차지하고 있으며 약 600여개의 정도가 우리 온몸을 감싸고 끊임없이 에너지를 사용하며 움직임을 만들어 내고 있다. 일상생활에서 신체를 움직이는 데 약 400여개 정도(좌우 200쌍)를 사용한다. 신체운동이나 자세에 관여하는 근육은 약 75쌍 정도이며 나머지는 안면의 표정근, 발성, 연하 작용 등의 역할을 한다.

우리 몸의 뼈는 약 200여개, 관절은 약 180여개 정도가 있는데 이 근육들이 가동한다는 의미이고 근육이 과도한 부하에서 다치지 않기 위해 근방추(muscle spindles)와 건방추(tendon spindles)라는 기관이 있다.

근방추는 예기치 않은 움직임이 일어났을 때 근육 세포가 너무 많이 늘어나는 것을 막아준다. 즉 근육을 수축시켜 팽팽하게 당겨줘서 이 일을 한다. 이런 일은 자동으로 일어나서 근육이 과도하게 늘어나는 것을 막아준다. 건방추는 신경섬유를 통해서 근육이 얼마만큼 긴장하고 있는지를 뇌에 전달한다. 긴장이 너무 고조되면 건방추는 근육의 수축을 중지하는 신호를 보낸다. 이 신호는 근육을 이완하게 한다.

골격근육의 세부 구조 중 가장 작은 단위로 근섬유를 표시하고 있으며, 하나의 운동 단위(motor unit)는 이 근섬유를 지배하는 중추신경계의 세포와 함께 이루어지는 것이다. 이 단위가 활성화되면 그 근육세포들은 최대한의 힘으로 수축을 일으킨다. 일의 양이 증가하면 더욱 많은 운동단위가 활성화되어 도와준다. 근육의 힘은 직접적으로 활성화된, 즉 그 일에 동원된 운동 단위의 수에 달려 있다.

운동할 때 힘을 빼는 문제는? -호흡과 골반 평형의 동시성 문제
운동을 배우려고 하면 가장 먼저 듣는 소리가 힘을 빼라는 것이다. 골프는 물론이고 수영, 축구, 탁구 등 레슨을 받다 보면 불필요한 긴장을 하지 말고 힘을 빼라고 한다. 하지만 의지와 노력만으로 안 될 때가 많다.

힘을 빼지 못하고 필요 없는 긴장을 하면서 굳어져 있게 되는데 여기에서 부터 잘 겹질리게 된다. 또 이것은 주동근(agonist m.)이나 협력근(synersist m.)들의 조화로운 활동이 안 되면서 잘 다치는 원인이 되는 것이다. 만약 다치치 않는다 하더라도 과도한 긴장이 반복되면 조직의 과도한 피로가 오게 되고 잘 회복이 안 된다는 것이다.

이 말은 운동하면서 주로 근육이 관절을 움직이면서 작동하는 것인데 각 부분의 관절들의 구조 속에서 근육들이 전후 균형, 좌우 균형, 상하 균형, 내외 균형, 깊고 얕은 조직 구조물들의 균형이 이루어진다는 것이다. 이것은 매순간 움직일 때 시간에 흐

름에 따라 공간의 구조와 평형이 바뀌게 되는 동적 평형 문제이고 이것이 잘못되면 근육 불균형이 진행되고 구조가 변하고 관절내부의 중심화가 변하게 된다. 더 진행되면 염증이 진행되고 통증이 발생할 수도 있고 구조 변형도 진행된다.

더 나아가서는 신경계로 가는 자극이 적절치 못하게 되면서 신경세포의 퇴행성 변화로 이어진다. 그리고 인체 전체를 조절하는 신경축 전체에 이상이 생길 수도 있다. 내 의지를 넘어서는 자동조절 시스템의 문제이기 때문에 어려운 것이다.

운동영역에서 자동조절 시스템이란?
운동영역에서 자동조절 시스템이란 내 몸 중심축의 동적평형과 관련이 있다. 이 동적평형은 의식적으로 운동조절이 가능한 부분이 20% 미만이며, 무의식적으로 조절되는 부분이 80% 이상이라는 것이 전문가들의 의견이다. 우리가 살펴보고 싶은 것은 무의식적으로 조절되는 80%의 내용이다. 이 부분을 조금 더 살펴보면 2가지로 나눌 수 있는데, 신경계 부분과 근골격계 부분으로 다시 나눌 수 있다.

근골격계의 무의지적으로 이루어지는 자동조절 운동시스템과 관련된 부분을 중요한 것만 나열하자면 다음 4가지 정도를 이야기 할 수 있다.

① 상체의 호흡과 하체의 골반균형을 통한 지속적인 동적평형 ② 골반과 허리에서 좌우 체중이동과 천장관절의 상호긴장 나비모양 운동(recipocal butterfly motion) ③ 요천추 및 골반과 횡격막 호흡과의 관계(코어근육) ④ 뇌막과 뇌척수액 조절 및 관련된 두개천골리듬(craniosacral rhythm) 등이다.

이 전체 기능에서 공통으로 작용하는 중요한 것이 바로 골반이다. 골반은 동적평형의 핵심이 되고 코어근육과 관련되어 폐호흡과 내장 움직임과 관련이 있으며, 두개천골리듬이 이루어지는 뇌막의 고정 부위로서 신경계 작동 및 뇌척수액 흐름에 관련되어 운동과 관련된 근골격계의 구조 문제에서 가장 우선적으로 살펴봐야 할 곳이 골반이라고 하겠다.

자동조절 시스템에서 골반 역할의 중요성
상체의 움직임에 대해 끊임없이 자동적인 동적 평형이 골반

(Pelvis)의 천장관절(Sacroiliac joint)을 통해 이뤄질 때 우리 인체는 생리적인 편안함을 느끼게 되고 근골격계의 움직임에 고도의 효율성을 갖게 된다.

인간의 보행에서 나타나는 골반 좌우 긴장성 나비 모양 운동(Reciprocal butterfly motion) 움직임은 천골(Sacrum)에 작용하는 상체의 체중부하를 이겨내면서 좌우 관절의 안정을 위해 나타난다. 또한 체중이동이 일어날 때 이 천장관절에서 미세조정 움직임이 저절로 일어나는데, 내장 기관 및 복막 등에 연결된 심부근막, 코어근육(횡격막, 척추 내재근, 골반저 근육, 횡복근) 등이 자동조절 시스템으로 작동되는 것이다.

이 시스템에 문제가 생기면 무게중심이 좌우 한쪽으로 쏠리게 된다. 이것을 무의식중에 조절하느라 서 있으면 좌우로 미세하게 흔들리게 되고, 문제가 심해지면 자꾸 기대거나 누우려 하는 경향이 있다. 앉아 있어도 몸이 자꾸 구부러지고, 억지로 유지하다 보면 허리나 골반이 아프다. 또 눕거나 잘 때도 좌우 균형 문제가 발생해서 회복이 잘 안되거나, 쉽게 잠들지 못하고, 통증을 유발하기도 한다.

이런 상태에서 운동하게 되면 전후좌우 체중이동을 하더라도 내부는 작동하지 않아서 몸이 비틀리고 근육이 굳어져 힘을 뺄 수 없게 된다. 심해지면 여러 관절과 척추에 통증을 느끼기도 하는데 똑바로 걷는다고 걸어도 자꾸 부딪치거나 옆으로 걷는 것 같다고 얘기하는 사람도 있다. 그래서 운동을 할 때 체중을 이루는 내장 기관과 무게중심을 연결하는 심부근막을 사용해야 한다. 이때 가장 중요한 근육이 장요근과 이상근의 역할이고 천장관절의 움직임인 것이다.

수면 후에도 몸이 회복이 안 된다면?

누워서 쉴 때 꼭 일어나야만 하는 우리 몸의 회복력 또는 기능

정보화시대에 핸드폰과 컴퓨터를 계속 사용하면서도 사는 날까지 기본적인 일상생활이 스스로 가능하게 하려면 우리는 어떻게 해야 하는가? 그때 중요한 것은 무엇인가? 이 문제는 바로 근골격계를 사용하면서 내장계, 신경계와의 연계(Coupling)이다.

건강해지려고 운동하는 문제에서 우리가 집중하고 중요하게 다루어야 하는 것은 무엇일까? 근골격계에서 호흡과 동적평형 문제, 특히 골반의 상호 긴장성 나비 모양 움직임, 두개골천골리

듬(craniosacral rhythm)과 관련된 코어근육(core muscle)작동 등. 이 책에서 우리가 살펴보고자 하는 것이다. 특히 일상생활 속에서 근골격계 회복력에 대한 내용을 다루고자 한다.

우리 몸은 수정란에서 발생학적으로 내장계로 분화되는 내배엽, 신경계로 분화되는 외배엽, 근골격계로 분화되는 중배엽으로 세포분열이 진행된다. 각 배엽의 가장 핵심적인 역할을 보면 내배엽은 에너지 생산시스템과 노폐물 처리시스템이다. 외배엽인 신경계는 생명체에 필요한 정보를 받아들이고 즉각적으로도 반응하기도 하지만 신경계 고위 중추로 정보가 전달되면서 과거의 기억 정보들과 또 다른 영역에서 들어오는 정보를 통합하여 컴퓨터의 CPU 같은 역할을 하는 것이다. 중배엽성 조직은 생명체가 움직이면서 근육 활동하는 것뿐만 아니라 지속해서 3차원적인 구조를 유지하며 회복되는 시스템이다. 다양한 형태의 어떤 활동이라고 하더라도 하루 일상생활을 하고 적절하게 휴식하고 잠을 자면 우리 근골격계는 회복되어 있어야 한다.

근골격계 회복이란?
이 회복력은 근골격계 전체에서 일어나지만 우선하여 중요한 구조물이 있다. 낮에 활동하게 되면 우리는 끊임없이 중력장에 대항하여 내 몸을 세우는 근육이 먼저 작동하면서 움직이게 된다. 이때 상체의 움직임에 대해 끊임없이 골반(Pelvis)의 천장관절(Sacroiliac joint)을 통해 자동적인 동적 평형이 이뤄질 때 우리 인체는 생리적인 편안함을 느끼게 되고 근골격계의 움직임에 고도의 효율성을 갖게 된다.

우리의 움직임이란 것은 기립하여 서 있을 때는 발이 받침대가 되고, 앉게 되면 골반의 좌골과 고관절 그리고 대퇴부가 받침대로 작동하게 된다. 즉 중력장에 대항하는 받침대 구조물이 서있다면 발이 되고, 앉아 있다면 골반과 대퇴부가 된다는 뜻이다. 밤에 수면을 취하게 되면 우리 몸은 신경계로 입력되는 대부분의 자극이 멈추게 된다. 이때 이 자극이 멈춰 있는 시간동안 신경계는 회복이 된다. 마찬가지로 근골격계도 낮에 중력장에 대항하던 근육들이 힘을 빼게 되고, 대부분의 근육들이 이완되며 회복되는 것이다.

수면과 근골격계 회복

수면 중에는 대부분 멈춰지고 회복되는 과정을 진행하지만, 이

때 생명 유지에 필수적인 부분은 끊임없이 작동한다. 이때 신경계는 자율신경계라 하고, 근골격계는 자동조절 시스템이라고 한다. 우리가 잠을 자거나 휴식을 취할 때 근골격계의 자동조절 시스템이 내 몸의 3차원적인 구조를 유지하고 회복시키는 작업을 하며, 이때 중력장에 대항하여 내 몸이 제자리에 있다는 감각이 아주 중요한 역할을 한다. 이 감각을 고유감각이라 하며 근육과 관절, 힘줄 등에 주로 위치한다. 그 감각 센서들은 각각 근육의 근방추, 관절의 고유감각 수용기, 힘줄의 골지건이라고 한다. 이 감각수용기에서 신경계로 자극이 들어가면서 빅데이타를 형성하게 된다. 이 빅데이터는 자율신경계를 이루는 핵심 요소다.

근골격계에서는 낮에 중력장에 대항하던 근육들이 힘을 빼게 되고, 대부분의 수의근들이 이완되면서 회복되는 작업에 들어가게 되는데, 똑바로 누우면 골반이 체중을 받아내면서 비틀리는 문제에 부딪치게 된다. 이때 우리는 돌아눕거나 비틀거나 하면서 수면을 취한다.

수면중 골반 상태와 회복력

우리가 잠을 잘 때 다리는 똑바로 뻗어 있지 않고 벌어지거나 구부리는 등 다양한 모습으로 잠을 자게 된다. 그 이유는 다리가 중력에 의해 골반 내부 회전력이 가해지게 때문이다. 그 결과로 특히 수면중에도 호흡과 더불어 천골 움직임이 있고, 두개의 장골 사이에서 천골이 앞뒤로 약간씩 움직이게 되는 천장관절 움직임에 영향을 미치게 된다.

천장관절의 골간인대가 정상적으로 유지될 때는 수면중에 중력장에 대항하면서 저절로 천장관절 사이의 천골 움직임이 되는 형태로 수면 자세를 바꾸거나 수면의 깊이가 변하면서 회복력이 정상적으로 작동하게 된다. 만약 천장관절에서 움직임이 고정된다든지, 골간인대가 늘어져 다리의 중력에 의해 천장관절이 비틀림을 받으면서 전후좌우 불균형이 오게 되면 자꾸 몸을 뒤척이게 되고 쉽게 잠을 들기가 어렵기도 하고 깊은 수면을 취하기가 쉽지 않을 수도 있다. 그래서 간혹 다리를 흔드는 경우 또는 자다가 종아리에 쥐가 나기도 하는 것이다.

두개골과 상부 경추의 호흡 과정이 경막에 연결되어서 천장관절 움직임에 맞물리게 되고 횡격막에 내장 움직임이 맞물리면서 근막과 근육으로 코어근육과 천장관절 움직임에 연계가 되는 것이다. 이 움직임을 통해 뇌척수액, 혈액, 체액이 순환하면서 회복력이 작동하게 되는데 수면중에 천장관절의 기능부전이 발생되거나 지속되면 다양한 형태로 비틀리면서 아침에 회복력의 차이가 나는 것이다. 우리가 잘때 관절들은 낮시간동안 틀어졌던 관절이나 근육들이 원래의 자리로 돌아가며 회복이 된다. 이때 이 관절들이 제 자리를 찾아가게 하는 가장 중심이 되는것이 천장관절이다.

위에서 살펴보았듯이 신경계, 내장계와 연계되어서 회복되는 시스템으로 골반이 중요한데 특히 집중적으로 살펴보고자 하는 부분이 천장관절이다. 이 천장관절과 관련된 빅데이터가 우리의 뇌에 전달이 되고, 천장관절 자체도 수면시 충분히 제 위치로 회복되지 않는다면 일상생활로 이어지는 활동에서 문제가 된다.

예를 들어 프로 골프 시합같은 경우 첫날 천장관절을 무리하게 사용하거나 다친 경우 첫날 성적은 좋게 나와도 다음날 진행되는 경기에서는 회복력의 문제로 좋은 결과를 내기가 어려워진다.

수면중에 골반에서 비틀림에 대하여 호흡과 연계된 상부 구조들이 변하면서 기능부전이 진행될 때 코골이, 이갈이, 수면 무호흡증 등이 나타나게 되고 턱관절 증후군 등으로 나타나기도 하고 목 디스크나 상부 경추 문제, 경견갑골 증후군이 연결되어 나타나게 된다. 이와 같은 상부 축의 문제는 지속적으로 더 자세히 살펴보기로 한다. 낮에는 어떻게 힘으로 버틸수 있으나 잘 때 우리의 몸이 원위치로 돌아가지 않으면 회복이 안된다.

만성적인 통증과
3차원적인 구조와의 관계

지구상의 모든 생명체는 3차원적인 구조를 갖는다. 지구의 중력장에 지속적인 영향을 받으며 구조를 유지하면서 기능을 유지하고 생명 활동을 한다는 뜻이다.

우리 지구상의 존재하는 인간은 수십억명이지만 3차원적인 구조는 개인마다 다 다르다. 태어나서 기다가 걷다가 노년기는 많이 구부러지게 된다. 효율적인 인간 존재는 부분적인 합을 넘어서는 하나의 전체로서 기능한다. 신경계, 순환계, 호흡 시스템, 근골격계, 생식기계 등 기능적으로 또는 해부학적으로 여러 부분으로 나눌 수가 있지만 부분의 합으로 표현되는 것이 아니라 전체로서 생명력을 표현한다는 것이다. 겉으로 표현되는 3차원적인 구조는 근골격계의 형태이다. 많이 구부러진 사람, 좌우 균형이 안 맞고 비틀린 사람 등 다양한 형태를 띠고 있다.

구조와 기능, 에너지와의 관계

각 신체 구성 요소들 사이에서 의미 있는 통합은 공간 내의 적절한 관계에 있다. 하지와 골반의 구조적 관계에서 동적 평형 능력이 작동하고 복강 내 장기들과 골반과의 구조적 관계에서 코어근육의 작용과 복식호흡이 나타나게 된다. 이런 신체 구조의 관계 메시지는 에너지이다. 신체 구성 요소들의 3차원적인 구조가 중력장을 이겨내는 데 효율적인 상태라면 호흡하는 데 드는 에너지, 골반과 하지에서 내 몸의 중력을 이겨내는 데 에너지를 적게 쓰고 효율적으로 작동한다는 뜻이다. 형태와 기능은 하나의 통합체이며, 동전의 양면이기에 적절한 구조의 기능은 생명력이고 회복력이다. 그리고 면역력과도 밀접한 관계가 있다.

미세구조에서 3차원적인 구조의 의미

미세 구조로서 세포의 생명력은 세포막의 3차원적인 구조와 많이 관계가 있다. 위상차가 있고 생명현상이 일어나도록 차별화된 공간 유지가 중요하다는 것이고 이것이 이중막 구조이다. 에너지 생산시스템으로서 주로 작동하는 미토콘드리아도 이중막 구조로서 호흡 산화 전자전달계 시스템의 핵심 구조로 작동한다.

미토콘드리아와 호흡 산화 전자전달계의 이상이 있으면 에너지 생산과정에 자유전자 생산이 많아지면서 활성산소류의 증가로 중요한 구조물에 산화가 진행되면서 염증반응이 생기며 통증을 유발할 가능성이 커지고 병적인 상태가 된다. 부분적인 조직들의 병변은 공간 내에 적절한 관계를 비효율적으로 작동하게 만들어 3차원적인 구조가 변형되는 쪽으로 진행되는 것이다.

만성통증과 구조 효율성의 관계

급성통증은 조직 손상을 의미하는 것이며 외상에 의한 손상이나 세균감염, 그리고 염증반응 등으로 나타나게 된다. 하지만 만성통증은 구조적인 기능부전으로 인하여 비효율적으로 사용되는 부분들의 결과인 경우가 대부분이다.

근골격계 기능부전의 대표적인 것은 호흡 시스템과 동적평형 시스템이다. '중력장에 저항하는 구조로서 얼마나 효율적이냐'가 세월의 흐름 속에 표시된 결과물이라고 표현해도 큰 저항감은 없다.

만성적인 통증에는 신경계의 감정적이고 정신적인 면이 포함된다. 말초 수용체에서 중추로의 통증 전달은 자극의 중추적 가중작용을 거치면서 의식된다. 감정적 충격으로 인한 힘은 그냥 사라지지 않으며, 신체의 관절, 근육, 그리고 기타 부분에 가해지는 손상으로 해소된다. 인간이 외부 세계와 소통하고 감응하는 매개물은 근육근막인데 강제된 감정적 문제의 안전한 빠른 탈출은 근육근막 체계의 탄력성이다. 만약 3차원 구조가 효율적으로 그리고 균형이 있으면서 근육근막의 탄력성이 좋고 이완되어 있다면 우울증, 비통함, 분노 등의 감정적인 통증도 훨씬 극복하기가 쉬워진다는 것이다.

핸드폰 많이 했더니 내 몸의 축이 틀어졌다?

골반의 동적 평형 능력과 천장관절과의 관계

최근 우리는 핸드폰을 사용하면서 너무 많이 앉아 있다. 거의 모든 사람이 작은 화면에 집중하면서 우리 몸의 신호를 무시하고 지내는 경우가 많다. 그러다가 어느 날 갑자기 골반과 허리가 비틀린 채 엉거주춤한 상태로 진료실에 나타나게 된다. 본인도 느끼고 "내 몸 축이 틀어졌어요" 하며 들어오게 된다.

몸의 중심축 기초: 골반

우리 몸은 전체적으로 좌우가 대칭이다. 전·후면은 ▲경추 전만곡(Cervical lordosis) ▲흉추 후만곡(Thoracic kyphosis) ▲요추 전만곡(Lumbar lordosis)으로 형성돼 있고, 골반의 천추는 ▲후만곡(Sacral kyphosis)으로 이뤄져 있다. 전체적인 윤곽을 보면 좌우 비틀림이 있어서 어깨높이나 골반 높이에 차이가 있다든지, 얼굴의 좌우 불균형 또는 발의 평발이나 변형 등이 대표적이다. 척추의 좌우 비틀림을 '척추측만증'이라고 하며 어느 정도까지는 통증을 동반한 증상이 없거나 불편함을 못 느낄 수 있다. 그러나 골반 비틀림은 다르다. 조금만 비틀려도 통증이 심하고 신체 어느 부위나 기관 등에 좋지 않은 영향을 줄 수 있다. 이는 골반의 천골이 우리 몸의 모든 움직임에 기초와 지렛대 역할을 해주기 때문이다.

동적 평형의 핵심: 좌우 천장관절

골반의 천장관절은 의식적으로 움직일 수 없는 관절이다. 이 부분을 다루는 전문인들은 잘 알지만, 일반인들은 들어본 적이 없다. 의료인이라 하더라도 전문적으로 다루는 정형외과 의사가 아니면 형태나 기능에 대해 잘 모르는 경우가 많다. 관절면이 수평적이 아니고 수직적이어서 장화를 신고 서 있을 때 천장관절 부위에 앞뒤가 거꾸로 된 장화 형태를 연상하는 것이 가장 쉽게 생각하는 방법이다. 중간 아래에서 약간 꼬인 것처럼 프로펠러 형태 비슷한데, 위쪽 후방에는 주로 체중 부하 기능이 있고 아래쪽 전방은 움직임이 주로 일어나는 아주 특수한 관절이다. 체중 부하는 관절면이 수직에 가까워서 강력한 인대가 주로 역할을 하고 여러 근육의 복합적인 균형으로 보강하는 방식이다.

동적 평형 능력

허리, 골반과 하지의 건강 유지는 여러 조건이 필요하다. 그중 동적 평형 능력이 아주 중요한데, 아직 많이 거론되고 있지 않고 있다. 일차적으로 허리와 골반과 고관절에서 잠재 의식적으로 무의식적으로 천장관절을 통한 동적 평형이 일어나면서 코어근육을 통한 호흡과 연계돼야 한다. 만약 이 능력이 잘되지 않으면 우리 몸은 전후, 좌우, 상하 평형을 힘으로 이겨내려고 한다. 이에 따라 호흡에 영향을 주고 근육 불균형이 오다가 굳어지는 곳, 약해지는 곳, 늘어지는 곳, 기능이 없어지는 곳 등이 발생하게 된다.

천장관절 움직임의 축: 수평축 3, 경사축 2

상체의 움직임에 대해 끊임없이 자동적인 동적 평형이 골반의 천장관절을 통해 이뤄질 때 우리 인체는 생리적인 편안함을 느끼게 된다. 또한, 근골격계의 움직임에 고도의 효율성을 갖게 된다. 인간의 보행에서 나타나는 골반 좌우 긴장성 나비 모양 움직임은 천골에 작용하는 상체의 체중 부하를 이겨내면서 좌우 관절의 안정을 위해 나타나는 좌우 양쪽의 천골 경사축(Oblique sacral axis)을 통해 반복된 움직임에 대한 관상 면에서의 기록이다. 좌우를 번갈아 쓰지 않고 서 있거나 앉아 있거나 누워 있는 경우, 일부러 한쪽에 체중 부하를 하지 않고 편안하게 좌우 균형을 이루면서 활동할 때, 천골을 통과하는 3개의 횡축(Transverse sacral axis)이 있다.

제1, 2, 3의 천추(Sacral vertebrae)를 지나게 된다. 5개의 천추 중에 1번 천추를 횡축으로 지나는 것은 후두골(Occiput)과 천골이 척수강(Spinal canal) 내부의 경막(Duramater)으로 이어지는 해부학적인 구조로부터 나타나는 두개천골 움직임(Craniosacral motion)의 굴곡(Flexion), 신전(Extension) 움직임의 천추에서의 축이 된다. 2번 천추를 지나는 횡축은 서 있거나 앉아 있을 때 상체를 움직이는 것에 대한 천장관절 동적 평형 움직임의 천추의 횡축이 된다. 예를 들면 인사하는 동작에서 나타난다. 3번 천추를 지나는 축은 철봉에 매달린 상태로 다리를 들어 올리는 동작, 즉 두개천골 종축에 대해 하지가 먼저 움직이는 상태에서 자동으로 천장관절에서 동적 평형을 만드는 과정에서 나타나는 축이다.

골반의 기능부전

이 5개의 천추를 가로지르는 기능적인 축이 정상적으로 작용하지 않을 때 천골의 기능 부전과 천골에서 시작되는 천장관절 기능 부전(Dysfunction)이 생긴다. 뼈와 관절, 그리고 골반에 있는 강력한 인대의 문제에서 생기는 정적인 기능 부전(Static dysfunction)과 신경계와 함께 근육을 조절하면서 기능하는 신경계-근골격계 통합의 문제가 생기는 동적 기능 부전(Dynamic dysfunction)이 있다. 그런데도 중력에 대항해 몸의 근육을 사용할 수밖에 없기 때문에 염좌, 근막염, 건초염 등이 잘 발생한다. 관절이나 디스크 등에 회복력이 작동하지 않은 채로 과사용돼 여러 가지 문제가 누적된다. 오래 앉아 있기가 힘들어지고, 아침에 몸이 더 굳어지고, 골반저 근육과 근막의 비틀림으로 소변을 자주 보게 된다. 전립선 문제나 요실금, 방광염 문제도 동반될 때가 많다. 턱관절에 소리가 나거나 아프고 이명이나 어지러운 증상도 동반될 때가 많다. 더욱 심화하면 관절에 물이 차거나 디스크 손상이 올 수도 있다. 치료하는 데도 2개월 이상의 기침이 지속하는 예도 있다. 이런 경우 천장관절의 호흡과 동반된 동적 평형 능력을 해결해 주면 좋아질 수 있다.

천장관절과 하지의 관계

천장관절과 동시에 양쪽 하지를 통해서 특히 발목 관절과 그 아래 거골하 관절(Subtalar joint)에서도 잠재 의식적으로 또는 의식적으로 동적 평형을 만들면서 좌우를 번갈아 사용하는 보행을 하게 된다. 이때 천장관절에서는 좌우 긴장성 나비 모양 운동을 하면서 체중 부하와 동시에 동적 평형 그리고 호흡 운동을 지속시킬 수 있다. 만약 골반의 기능 부전이 생긴 상태에서는 발목과 발에서 병적인 상태가 진행될 수밖에 없다. 발의 기능이 약화하더라도 천장관절에서 어느 정도 적응력을 발휘할 수 있다면 증상이 나타나지 않고 어느 정도 생활이 가능하다는 뜻이다.

천장관절의 형태와 병리적인 관계

천장관절의 해부학적인 형태가 지속해서 체중 부하 기능과 호흡 기능을 연계한 동적 평형 능력에 많은 영향을 줄 수 있다. 천장관절의 강도와 안정성은 관절의 구조와 골간 인대의 상태에 달려 있다. 해부학적으로 천장관절의 기계적 구조는 상당히 다양하다. 좌우의 해부학적 차이는 예외라기보다 규칙에 가깝다.

그러나 강도와 안정성의 정도에 따라 일반적으로 5가지 유형의 관절이 있다.

① 정상 천장관절(Normal sacroiliac joint)
② 직선 미끄러짐 천장관절
③ 천장관절 결절
④ 'C'자형 천장관절
⑤ 불안정한 이행 척추(Transitional vertebra)

①번 유형은 정상 관절 형태인데 물론 천장관절 기능 이상이 발생하여 기능 부전과 함께 증상이 나타날 수 있다. 그러나 ②, ③, ④번 유형은 좌우 불안정한 관절 기능 부전이 쉽게 일어나서 증상이 심하게 올 수 있는데 치료하면 호전되는 반응도 쉽게 일어나지만 반복되는 경우가 많다. ⑤번 유형은 이행 척추(Transitional vertebrae) 형성으로 매우 위태롭고 불안정한 관절의 원인이 된다.

이들이 외상을 받았을 때, 일반적인 방법으로 안정화되고 회복되기는 훨씬 어렵다는 것이 관찰된다. 이러한 불안정한 천장관절 기능 이상 치료로는 골반구조를 조정하는 쐐기모양 블록킹을 하기도 하며, 천장관절에 관여하는 여러 구조물을 강화시키는 주사를 사용하기도 한다. 구강 내 균형 장치나 골반 벨트 그리고 경추나 골반 균형 보조 장치를 사용할 경우도 많이 있다.

골프 스윙과 근골격계 손상

진료하다 보면 운동을 하다가 근골격계 통증으로 내원하는 분들이 상당히 많은데, 그중에서도 골프를 치다가 문제가 생겨 내원하는 분들이 많다. 이분들의 특징은 강한 충격이나 외상으로 발생하는 골절 등은 드물고 근골격계 전체, 근육, 힘줄, 인대 관절(손목, 팔꿈치, 어깨, 발, 발목, 무릎, 고관절), 척추(경추, 흉추, 요추, 골반) 등 어디든 통증이나 불편함이 나타날 수 있고 점점 나빠지면서 만성적으로 진행할 때가 많다는 것이다. 타이거 우즈 같은 세계적인 프로 골프선수도 많은 부상에 시달려서 허리를 비롯한 여러 곳을 수술했으니, 하물며 일반 아마추어 골퍼가 잘 치려고 무리하면 손상을 입는 것은 어쩌면 당연하다고도 할 수 있다.

골프 스윙의 특징

골프 스윙에서 중심축 체간은 수평면에서 약 90도 정도 회전해야 한다. 그때 상지는 관상면에서 180도에 가깝게 회전하면서 백스윙이 일어나고, 공을 칠 때는 좌우 체중 이동 중에 템포와 리듬에 맞춰 임팩트 타이밍이 정확히 전후좌우, 상하 동적평형과 함께 이루어지면서 제대로 치면 근골격계 손상을 예방할 수 있다.

하지만 우리 몸을 이렇게 정확하게 쓰기는 쉽지 않다. 선천적으로 안 좋을 수도 있고, 후천적으로 손상 및 변형된 것이 있는 경우 아무래도 큰 체간 회전 및 순간적인 체중이동이 일어나면서 전후좌우, 상하 동적평형을 이루어 내기는 쉽지 않을 것이다.

하지만 골프를 못하는 것은 아니다. 심한 절룩거림이 있는 소아마비 환자도 가능하고, 오른쪽 팔이 없는 분도 치는 것은 가능하다. 잘 치기는 어려울 수도 있으나 보기 플레이 정도는 하면서 다치지 않고 골프를 즐길 수 있다. 이것은 중심축의 동적평형과 관련이 있다. 이 동적평형은 의식적으로 운동 조절이 가능한 부분도 있지만 20% 미만이며, 무의식적으로 조절되는 부분이 80% 이상이라는 것이 전문가들의 의견이다.

무의식적인 동적 평형 조절력과 골프 스윙

무의식적으로 조절되는 부분은 많은 부분이 있지만, 크게 관여하는 네 가지 정도로 요약할 수 있다. ①근골격계 조직의 고유감각 수용체(proprioceptic receptor)에서 오는 척추반사 ②귀의 평형기관에서 오는 척추 운동 조절 ③눈의 감각(시각 오리엔테이션)으로 오는 척추 운동 조절 ④내장기관에서 오는 내장척추반사 등이다. 따라서 골프로 인한 손상을 막기 위해 평소에 스윙 연습도 하고 스트레칭 및 기초 체력 훈련도 해야 하지만, 진료하는 의사로서는 무의식적으로 조절되는 부분에 대해 몇 가지를 강조하고 싶다.

스윙할 때 눈과 귀에서 오는 감각과 근골격계 고유감각을 일치시키는 연습을 통해 리듬과 템포를 느껴야 한다. 또 두개골과 목 그리고 골반과 하지의 전후좌우, 상하 동적평형을 이루는 연습을 하고 느껴야 한다는 것이다. 이때 좌우 체중이동을 골반과 하지에서 느끼려면 코어근육이 작동하면서 호흡과 흉격막 움직임 그리고 흉추부에서의 비틀림을 느끼고 시행할 수 있어야 한다. 골프 스윙의 핵심 동작 중 의식적·의지적 자세나 움직임은 20%도 안 된다. 위에서 얘기한 것이 대부분이라서 서둘러서 대충 빨리 익혀지는 것은 아니라는 생각으로 꾸준히 몸 전체를 만들어가면서 작은 부상도 신중히 대처하는 것이 옳다.

자동조절 운동시스템 훈련

수영을 배우면 평생 할 수 있듯이, 한번 이 스윙을 느껴서 본인의 것으로 만들면 정말 즐겁고 행복하게 그리고 부상이나 근골격계 통증 경험을 많이 겪지 않고서 골프 운동을 할 수 있으리라 생각한다. 무의지적으로 이루어지는 자동조절 운동시스템과 관련된 부분을 중요한 것만 나열하자면

① 상체의 호흡과 하체의 골반 균형을 통한 지속적인 동적평형
② 골반과 허리에서 좌우 체중이동과 천장관절의 상호긴장 나비모양 운동(Recipocal butterfly motion)
③ 요천추 및 골반과 횡격막 호흡과의 관계(코어근육)
④ 뇌막과 뇌척수액 조절 및 관련된 두개천골리듬(Craniosacral rhythm) 등이다.

먼저 요천추 및 골반과 횡격막 호흡과의 관계(코어근육)에 대한 이야기를 시작하고 나머지는 다음 장에서 또 이어나가도록 하겠다.

코어근육은 내장기관과 연계되면서 호흡과 골반 동적평형에 관여하는 근육이다. 내부에는 횡격막근육(diaphragm muscle), 골반저근육(pelvic floor muscle), 요천추 내재근(lumbosacral intrinsic muscles), 횡복근(transverse abdominal muscle) 4개의 근육들을 지칭한다. 내장기관에 가장 가깝게 위치하면서 깊숙이 존재하는 근육으로서 잘 느껴지지 않을 수 있다.

골반저 근육은 흔히 케겔 운동으로 잘 알려져 있고 항문을 조이는 듯 하면 느껴지게 되고, 요천추 내재근은 요추5개, 천추 5개를 하나하나 찾아서 기다리면서 느낄 수가 있고, 횡복근은 하복부, 치골(pubic bone) 근처에서 좌우 미세한 느낌으로 찾을 수가 있는 데 잘 못 느끼는 분은 휘파람을 불 때 단전 근처에서 살짝 들어가는 느낌으로 파악될 수도 있다. 횡격막 근육 움직임은 흉요추 이행부(thoracolumbar junction)에서 척추를 느껴보면서 앞뒤 좌우 까지 호흡에 의해 움직이는 것을 느낄 수가 있다.

여러 형태의 근골격계 변형이 있다든지, 두개천골리듬이 저하되어 있으면 코어근육의 기능이 떨어지고 주변 조직과 유착될 수도 있고 잘 느껴지지 않을 수가 있다. 이때는 꼬리뼈를 찾아서 천천히 기다리는 듯한 느낌으로 있으면 내부의 움직임이 호흡과 함께 일어나는 데 이런 방법으로 차근차근 알아 갈 수가 있다.

내부 코어근육이 잘 작동하고 호흡과 골반 동적 평형이 잘 이루어지면서 골프 연습을 하게 되면 약간 바깥쪽에 있는 장요근, 요추 방형근, 척추 기립근, 내복사근, 외복사근, 직복근, 늑간근 등이 강화되면서 요천추근막이 아주 단단하게 변하게 되고 복부에 힘을 주게 되면 복부 앞뒤 좌우 전체가 단단하게 느껴지는 것이다.

두개천골리듬과 도수치료에 대해

두개천골리듬(Craniosacral Rhythm)에 대해서 아직 정통 의료계에서는 논란이 많이 있지만, 도수치료(Manual Therapy)를 하는 치료사들 사이에서는 갈수록 관심이 커지고 점점 전 세계 어느 곳에서나 도수치료 핵심 개념의 하나로 인정되는 추세다.

이 움직임이 너무 미세하고 두개골 내부로 작용하고 있어서 아직 MRI나 CT 등의 임상 검사로 확인이 어렵지만, 도수치료를 하면서 경험이 늘면 손에서 느끼는 감각이 중요해지고 미세한 온도 변화, 조직의 탄력, 굳어짐 등이 쉽게 느껴지면서 점점 두개골이나 골반에서의 미세한 움직임이 확인된다는 것이다.

두개천골리듬이란?
두개골천골리듬이란 두개골(Skull)과 골반이 일정한 리듬을 가지고 지속해서 같은 위상의 공명 상태로 작동한다는 것이다. 이 움직임의 핵심연계(Core Link)는 경막(Dura Mater)이다. 이 움직임이 정상적이면 근골격계와 신경계(Neurologic System)의 통합이 이뤄지면서 신경계가 작동하는 물리적인 환경이 적절하게 유지되고 근골격계의 회복력이 작동하게 된다.

휴식상태나 척추가 비교적 중립 위치에 있을 때 후두골(Occipit)과 천골(Sacrum)은 비슷하게 움직이고, 비정상적인 운동성의 제한이 없는 경우에 경막은 후두골이나 천골 중의 하나에 부여된 긴장을 바로 다른 하나에 전달한다.

뇌막과의 관계
중추신경계(Central Nervous System)인 뇌(Brain)와 척수(Spinal Cord)는 두개골과 골반에 있는 천골까지 그 내부에 있는데, 이를 둘러싸는 막이 있다. 이것을 뇌막(Meningeal Membrane)이라 하고 3가지 막으로 돼 있다. 안쪽부터 연막(Pia Mater), 지주막(Arachnoid), 경막이다. 이 3개의 막은 결합 조직(Connective Tissue)으로 근골격계 조직 발생의 근원인 중배엽성(Mesoderm) 조직인 것이다.

뇌척수액과의 관계
뇌 안에는 뇌실(Ventricle)이 있는데 양쪽의 좌우 측뇌실, 제3뇌실, 제4뇌실인데 이 뇌실의 맥락총(Choroid Plexus)에서 뇌척수액(Cerebrospinal Fluid, CSF)이 만들어져서 뇌실 밖으로 뇌막의 경막 안쪽, 지주막하 공간으로 나와서 천골의 기저부 뇌척수액 수조까지 내려왔다가 다시 올라가서 우리 머리의 가장 정중부의 시상정맥동(Sagittal Sinus)에서 흡수된다.

이 뇌척수액의 생산, 순환, 흡수, 그리고 뇌척수액에 함유된 전기전하적인 특성이 중추신경계, 자율신경계(Autonomic Nervous System)의 기능을 유지하고, 신경세포(Neuron)들의 적절한 기능을 하는 데 필요한 물리적인 환경을 만드는데 아주 중요한 역할을 한다. 이 뇌척수액이 들어있는 공간은 경막으로 싸인 반폐쇄적인 수압계(Semi-Closed Hydraulic System)로서 작용하는 것이다.

경막과의 관계

경막은 뇌경막(Cranial Dura Mater)과 척수경막(Spinal Dura Mater)이 있는데 둘 다 후두골의 대후두공(Foramen Magnum)에 단단히 붙고 2겹으로 돼 있다. 뇌경막은 두개골 내부를 싸고 또 뇌 공간을 대뇌(Cerebrum), 소뇌(Cerebellum)로 분리하는 수직막, 대뇌겸(Falx Cerebri), 소뇌겸(Falx Cerebelli)을 형성하고, 수평막으로 소뇌천막(Tentorium Cerebelli)을 형성한다. 그리고 제1경추(Atlas) 상부까지 붙는다.

척추경막은 대후두공에 단단히 붙어있고 제2·3경추에 붙고 중간에는 부착부가 없이 튜브 같은 형태로 내려오다 골반의 제2천추 내부에 붙게 된다. 척수는 제2·3번 요추부에서 끝나고 척수신경(Spinal Nerves)들은 경막튜브 안에서 내려오는데 지주막과 연막은 종사(Film Terminale)로 계속 척추강(Spinal Canal) 내부를 내려오다 천골 열공(Sacral Hiatus)을 통과해 미골(Coccyx) 골막(Periosteum)과 합쳐지는 것이다.

뇌막에 의해 전달되는 이 리듬은 1분에 약 8~12회 정도이고 8~10주 정도 태아에서도 있다고 파악되며, 출생 시 폐호흡

(Pulmonary Respiration)을 하면서부터 큰 파도 같은 폐호흡 리듬, 작은 파도 같은 두개천골리듬으로 생명을 다할 때까지 지속된다.

병적 상태와 치료와의 연관성

이 움직임을 제한하는 근골격계 상태, 그리고 신경계, 내장계 상태가 서서히 병적인 결과를 일으키는 것으로 파악되고 있다. 두개천골리듬을 이용한 도수치료에서는 다양한 방법을 사용해 이 움직임을 제대로 작동하게 해서 근골격계 연부조직의 긴장 이완, 관절 정렬 및 움직임의 정상화, 근골격계 동적 평형, 그리고 근골격계 신경계 통합을 통한 기능 회복 및 자가 치유 능력 회복을 목표로 한다.

헬씨 에이징-
근골격계의 움직임에 대해

헬씨 에이징이란?

최근에 사회가 발전하면서 우리나라의 평균 수명도 80세 정도로 높아졌고 가끔 대중 매체를 보다 보면 100세가 넘었는데도 기본적인 일상생활뿐만 아니라 그 이상의 신체 활동을 하시는 노인에 대한 소개도 많아졌다.

그때 주로 거론되는 것은 근골격계의 지속적인 활동이 '장수하는 것', '건강하게 사는 것' 등에 무척 중요하다는 내용이다. 놀랍기도 하고 또 한편으로는 너무 오래 살아서 세대 문제도 발생한다는 얘기도 들리고, 오래 살기는 하지만 노화와 퇴행성 질환으로 시달리다가 고통받는 경우도 많이 접하게 된다. "건강하게 늙는 것", "치매에 걸리지 않는 것", "다음 세대에 부담을 주지 않는 것", "살아있는 동안 육체적인 활동력을 갖는 것" 등이 중요해졌다는 의미라고 생각된다.

이런 문제를 전체적으로 뭉뚱그려서 표현하면 흔히 '헬씨 에이징'이라고 하는데, 그 반대로는 나이가 들어가면서 우리 몸의 세포들이 기능이 나빠지고 더욱 나빠지면서 많이 파괴돼 퇴행성 변화가 일어난다. 이 퇴행성 변화는 단지 근골격계만 겪는 것이 아니라 내장계 · 신경계에도 다 진행된다.

헬씨에이징과 자유전자(free radical)와의 상관관계

이런 퇴행성 변화에 근본적인 원인으로 지목되는 것이 자유전자(Free radical)와 그로 인한 활성산소 문제인데 이것은 우리 생명체의 에너지 생산 시스템과 관련이 있다. 세포 발전소라고 하는 미토콘드리아(Mitochondria)에서 호흡연쇄(Respiratory chain) 반응을 통해 ATP(아데노신3인산 · Adenosine-triphosphate)라는 에너지 전달 물질을 만들게 되는 데, 이 호흡연쇄 반응이 전자전달 시스템이면서 산화 환원반응을 반복해서 일으킨다. 이 과정에서 발생하는 에너지는 미토콘드리아 이중막의 전압 차를 만들고, 이 전압 차에서는 또 에너지 전달물질인 ATP가 합성되는데 전자전달 과정에서 잘못되면 자유전자 및 ROS(활성산소 · Reactive oxygen series)가 생성될 수 있다. 해당 물질들이 세포의 건강한 조직이나 막에 산화 반응을 일으키면 염증이 일어나거나 조직이 파괴되고 세포가 돌연변이가 되는 등 기능이 좋지 않은 쪽으로 변하게 되면서 세포파괴(세포 자멸사 · Apoptosis)가 유도될 수 있다.

이런 작용을 막기 위해 항산화제를 사용하며 필요한 대사 과정에서 과도한 자유전자, 활성산소를 줄여주는 데 어느 정도 이바지한다고 보고됐고, 영양학적인 효과는 거론되고 있다. 하지만 노화 자체나 퇴행성 변화를 막는 데는 효과가 별로 없는 것으로 알려져 있다.

자유전자가 호흡 연쇄반응에서 누출되면 어느 정도까지는 미토콘드리아 유전자 물질(DNA)이나 핵에 있는 유전자 물질에 자극을 줘 호흡 연쇄반응에 필요한 단백질이나 효소를 합성하게 만드는 '역행 반응(Retrograde response)'이라는 피드백 작용을 일으킨다. 너무 많은 누출은 건강치 못한 미토콘드리아를 파괴하고 그 이상이 되면 세포 자멸사가 진행되는 자가 교정(Self-correcting mechanism) 능력의 일부가 일어난다.

에너지 생산 시스템과 자유전자

인간은 약 50조 정도의 세포가 있으며 하나의 세포에는 약 수백 개에서 수만 개 정도의 미토콘드리아가 존재하고 1개의 미토콘드리아에는 1~2만 개의 호흡연쇄가 있다고 한다. 만약 세포에 건강한 미토콘드리아가 많이 존재하고 각 미토콘드리아에 호흡연쇄도 많이 있다면 자유전자 누출이 훨씬 줄어드는 것으로 파악됐다. 세포 활동에 필요한 에너지 생산을 하는 데 있어서 대사 과정으로 들어가는 자유전자가 곧바로 호흡연쇄에 들어가 전자전달 시스템 끝에 도달하면 자유전자 누출은 적은 데, 에너지 생산은 많이 필요한데 건강한 미토콘드리아와 호흡연쇄가 부족하면 누출이 많아진다.

근골격계 활동이 많은 육체적 작업이나 운동은 최대 호기성 대사가 일어나는 것을 몸에 요구하면서 건강한 미토콘드리아 숫자를 늘리고 호흡연쇄 숫자도 증가시킬 수 있는 것으로 보고되고 있으며, 운동선수 중에서 많은 대사량에 비해 상대적으로 건강을 유지하는 것에 대한 설명으로 얘기되고 있다.

최대 호기성 활동(Maximal aerobic performance)시 대사율과 안정시 대사율의 차이가 클수록 자유전자 누출이 적어져서 퇴행성 질환에 노출될 가능성이 적다. 조류나 박쥐의 경우 비행 능력에 필요한 호기성 대사량에 비해 안정 시 대사량에 차이가 커서 아마도 조류와 박쥐의 심장 근육과 비행 근육에 좀 더 많은 미토콘드리아와 호흡연쇄가 있는 것으로 보고되고 있으며, 일부의 새들은 80년 이상 생존하는데 질환이 거의 없이 생활한다고 알려져 있다. 즉 죽기 직전까지 날아다니면서 근골격계 활동을 충분히 하다가 착지하면서 비틀거리다가 수명을 마치게 된다는 뜻이다.

근골격계 활동과 호기성대사와의 관계
인간이 조류의 비행과 같은 정도의 호기성 대사 운동을 많이 하기는 어렵다고 추측되며 유산소 운동이라고 생각하는 달리기 등을 할 때 무조건 많이 하는 것보다 지속적인 호흡능력, 특히 횡경막 호흡을 유지하는 것이 중요하다. 만약 인간이 운동하거나 근골격계 활동을 할 때 두개골과 목, 흉곽에서 지속해서 호흡이 잘될 수 있는 구조를 유지하는 것이 선행돼야 한다고 판단된다. 근골격계 여러 구조물을 동시에 느끼면서 작동시키는 건 대뇌(Cerebral cortex)의 의식적인 활동만으로는 불가능하고 잠재의식이나 무의식에서도 활동하면서 일체감으로 몸을 조절하는 것은 중뇌(Midbrain)나 뇌 기저부(Brain stem)에서 주로 활동 능력이 작동해야 한다.

전인적인·통합의학적인 헬씨 에이징 활동

이런 문제에 어느 정도 도움을 주는 것이 두개천골리듬을 유지하며 골반의 체중부하 능력을 향상해 주는 치료인 걸로 생각한다. 먼저 운동하면서 발생하는 근골격계의 통증뿐만 아니라 기능 부전(Segmental dysfunction)에 대한 것도 호흡과 골반의 동적 평형(Dynamic balance) 문제를 같이 해결해 나가다 보면 점차 근골격계의 고유감각(Proprioception)이 좀 더 느껴지면서 최대 호기성 활동 능력이 향상될 수 있고 지속적인 운동 능력 향상을 통해 헬씨 에이징이 가능할 수 있다.

Chapter II
창조적인 작업, 예술 활동 등 내 몸 이해하기

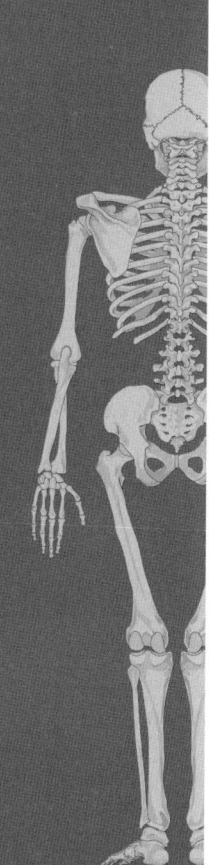

예술활동에 있어서 자세란?

진료실에서 가끔은 무대에서 활동하는 분들을 마주치게 될 때가 있다. 악기를 연주하는 분, 또 춤과 노래, 연기등 다양한 형태로 활동하는 것이지만 나와 마주치게 되는 것은 대개는 통증이나 기능부전, 몸에 변형 등으로 오게 된다. '본인의 활동이 주로 신체의 어느 곳을 사용하느냐'에서 증상이 다양한 형태로 나오게 되는 데 과사용 증후군이 많고 또 만성적인 경우에는 지속해서 자세나 호흡 문제가 내재해 있는 경우가 많다. 자세 문제는 어느 형태의 무대 활동이든 우선적이고 중요한 문제가 되고 성악이나 입으로 부는 악기 같은 경우는 호흡 문제가 무척 중요하게 다루어지게 된다.

무대 활동과 관련된 신체 훈련 요법은?
무대 활동 움직임을 편안하고 자유롭게 향상하기 위해 그리고 좋은 자세를 만들기 위해 균형, 지지, 유연함, 조화를 다루는 단순하고 실용적인 테크닉들이 여러 가지 형태로 발전되어 왔다. 대표적인 예를 들면 발성과 관련된 쪽으로 알렉산더 테크닉이 있으며, 신체의 정렬과 관련된 필라테스 요법, 움직임의 자각을 강조한 펠덴크라이스 기법, 신체의 수직적 중력을 강조하여 근골격을 좌우 대칭으로 균형을 이루도록 하는 롤핑기법, 신체적 힘과 정신적 집중력을 강조한 태극권 등이 있다.

예술 활동은 몸을 도구로 활용하며 몸으로 표현한다.
최근에는 의학과 과학의 진보를 이용한 바디맵핑이라는 기법을 사용하여 훨씬 정확하고 지속적인 좋은 자세를 유지하는 방법들을 사용하는 것 같다. 실제 무대 활동의 움직임은 실제의 구조에 대한 바른 인식을 기초로 할 때 그 움직임이 더 능률적이고 풍부해진다는 이론이며 신경생리학적, 생체역학적 자동조절 시스템 연구에서 더욱 확인되고 있다.

몸의 중심축을 의식하고 전후좌우 균형을 맞추면서 필요한 지속적인 움직임을 만들어가게 하는 것들, 잘못되었을 때 본인이 확인하고 반복해서 교정해 나가는 방법 등을 주로 사용하며 많은 좋은 결과들을 확인해 왔다고 본다. 대개는 이런 훈련으로 충분하지만, 통증이 나타나고 병리적인 현상이 일어나면 정형외과의사로서 추가해서 고민해야 할 부분이 있다. 의식적인 노력만으로 잘 안되는 자세 부분, 즉 무의식적이고 잠재 의식적인 영역에서 조절되는 골반의 동적 평형 부분이다.

호흡과 자세의 중요성

횡격막이 호흡과 더불어 움직일 때 내장기의 변화와 관계된 부분까지도 코어근육들에 의해 균형이 맞춰지면서 상체의 무게 중심의 변화를 앞뒤로는 요근의 힘과 더불어 요추방형근, 장근의 도움으로, 그리고 좌우로는 이상근과 골반저 근육들을 동원하여 동적 평형을 이루어가는 것이다. 만약 이 부분에 문제가 생기면 좌우 천장관절에서 일어나는 자동조절 시스템이 전후좌우 기울어진 채로 나머지가 맞추어진다는 것이다. 이 상태가 지속되면서 활동을 하게 되면 병리적인 현상이 진행되면서 여러 증상이 동반되게 되어서 스스로 관리나 훈련만으로는 해결이 어려운 상태가 되어 치료가 필요하게 된다는 뜻이다.

예술 활동의 시작 - 감각, 그리고 모방

예술 활동의 시작은 모방과 흉내 활동에서 시작되는 것으로 생각된다. 미술 활동에 대부분은 눈에 보이는 것에 대한 모방을 손으로 이루어 내는 것이다. 붓을 사용하든, 조각칼을 사용하든 시작은 시각 자극에 대한 반응으로 손을 사용하게 된다.

음악 활동의 시작은 듣는 것으로 출발한다. 단순한 청각 활동이 아니고 리듬이나 멜로디와 화음을 구별하여 듣는 능력으로 모방 활동을 하는데, 그에 따른 반응으로서 목소리를 사용하면 성악이 되고, 손발을 사용하면 건반악기, 타악기를 연주하는 것이고 호흡을 사용하는 관악기도 있다

예술 활동에서 공명의 중요성

예술 활동은 대부분 리듬과 화음, 그리고 미적인 감각이 발달하면서 진행되는 것으로 보이며 이것은 공명현상과 뼈로 전달되는 청각이 핵심으로 보이며 이때 호흡과 코어근육을 통해 골반의 움직임과 연계되는 데 균형 능력으로 시작하는 동적평형이

주요한 인자로 나타나고 발레나 미술, 타악기 등에서는 균형 능력으로 요근과 장근을 통한 전후방 안정 과 이상근(piriformis), 골반저 근육들(pelvic floor muscles) 등이 작동하여 좌우 밸런스가 중요하게 잡히는데 이때 지속적인 체중부하 능력이 작동해야 해서 광배근(latissimus dorsi muscle) 도 중요한 요소로 등장하게 된다. 골반과 하지의 움직임이 뼈를 통해서 전달되면서 측두골에 진동이 전달되며 공명하게 하는 구조물의 상태로, 그리고 두개골쪽에 자극이 전달되는 것이 중요하게 생각된다.

구조적 신체요법에 대해

근골격계를 주로 다루는 진료실에서 가장 흔히 접했던 것은 외상으로 인한 문제였다. 하지만 우리 사회의 선진화와 안전에 대한 사회적 각성 및 제도적 뒷받침으로 다행스럽게도 이전과 비교해 외상 관련 문제는 훨씬 줄어들었다.

근골격계의 만성적인 통증과 변형에 대한 문제
요즘은 점점 만성적인 통증, 3차원적인 구조의 변화와 변형, 그리고 근골격계를 포함한 기능 문제를 다룰 때가 훨씬 많아졌고 인구 고령화와 맞물리면서 너무도 중요한 주제로 대두됐으며,

대부분 자율신경계 기능 저하 그리고 근골격계의 자동 조절 시스템 문제가 동반된다. 심해지면 수술적 방법이 필요할 때가 있지만 대부분 치료적 방법으로써 수술이 해당하지 않고, 근골격계 정적 구조를 안정화 시키는 인대강화 요법이나 분절 기능 부전 치료 등이 도움이 된다.

중배엽성 조직의 회복력 치료의 필요성

이런 경우 중배엽성 조직인 결체 조직(Connective tissue)의 효율적인 에너지 재사용, 중력에 지속적인 저항과 3차원적인 구조 유지, 중추 신경계에 인체 활동에 대한 빅데이터 입력, 근골격계-신경계 통합(Neuromuscular integration)이 중요해지고 근본적인 해결책의 실마리를 제공할 때가 많다. 이런 개념으로 물리요법, 도수치료 등을 병행하게 되는 데 시간이 오래 걸리고 반복해서 치료해야 할 때가 많으며 치료하는 사람의 정신적 육체적, 지식적인 노력이 많이 필요하다.

구조적 신체요법이란?

구조적 신체요법(Structural bodywork)은 수기요법(Hands-on)의 하나로 자세 및 유연성을 좋게 하고 신체 구조가 장기적으로 변화하도록 유도하고, 이들 변화가 기능적으로 구현되도록 환자들을 교육해 더욱 효율적인 동작 패턴들이 자리 잡도록 이끌어 주는 방법이다. 인지 및 각성을 통한 스스로 이완이나 운동은 구조적인 근골격계의 심한 변화가 있을 때 장벽을 넘어서 치료가 되는 데는 한계가 있으며, 이에 반해 신체의 개별적인 구조에 대한 압박 및 단순 마사지요법은 기능 통합과 기능 부전을 넘어서는 데는 약점이 있을 수밖에 없다. 그러나 이 두 가지를 동시에 염두에 두면서 도수치료를 진행하는 것이 구조적 신체요법이다.

구조적 신체요법 특성

그렇다면 구조적 신체요법의 특징은 어떤 것이 있을까? 대략 다음과 같이 7가지 정도로 이야기할 수 있다.

①전인적인 방법
②신체적인 기능장애를 고치기보다 구조의 균형
③전략적이고 체계적인 과정
④개별적인 접근법
⑤작은 변화의 누적된 효과를 통한 진전

⑥ 늘려주는 과정

⑦ 근막망 치료

일반 마사지요법은 긴장 완화, 순환계의 개선 및 부종 감소, 빠른 외상치료 등에 큰 효과가 있지만, 단기간의 효과에 그쳐 빈번하게 사후 조치가 요구되는 데, 이 구조적 신체요법은 오래 유지되도록 신체 구조에 변화를 주고, 또 이 변화를 환자 자신들의 동작으로 완전히 흡수 통합시켜 평생에 걸쳐 사용하도록 유도하는 것이다. 핵심적인 개념은 신체는 재편성 가능 구조를 갖추고 있고, 결합조직 네트워크(Connective tissue network)는 구조적인 의미를 갖추고 있으며 자세 상의 동력(Postural dynamics)은 개개인을 현저하게 변화시킬 수 있다.

장기적인 관리

이러한 접근법은 환자들에게 단지 현재 가지고 있는 문제에 대해 도움만을 주는 데 만족하지 않고, 지속적인 구조 개선이 이뤄지도록 부드러운 조직을 재편할 뿐만 아니라 환자들이 이들 변화를 지각하고 느끼며 일상생활의 동작 패턴으로 녹아들도록 도와주며 실제적인 견지에서 구조의 개선은 결합조직망 내의 단축된 부위를 제거하고, 비정상적인 사용 또는 장기간 구조적 불균형에 순응돼 짧아진 조직을 좀 더 늘려주고 복원력을 갖추게 하는 것이다. 이는 신체를 좀 더 쉽게 곧추선 자세로 유지하고 스트레스를 덜 받게 하며 끊임없는 중력의 영향에 대응하는 불균형적이고 비효율적인 구조들을 유지하는 데 필요한 근육의 긴장을 덜어준다.

구조적인 개선은 환자들이 자신에게 일어나는 구조적 변화를 지각하고, 이것들을 자신의 동작 및 자세 패턴을 통합시킬 때 지속해서 유지되는데, 고유수용성 감각(Proprioceptive sense)에 관해 교감이 동반돼야 지속적인 구조의 개선이 이뤄지게 되며 이런 방식으로 구조적 신체요법이 진행되는 것이다. 만약 지속적인 불균형이나 기능 부적이 있다면 호전되는 것에 한계가 있는데, 이런 경우 골반이나 척추 분절, 그리고 두경부에 구조 안정화를 위한 주사 치료를 할 수 있다.

색소폰칼럼

악기를 연주하는 과정에서 나타날 수 있는 신체적 변화를 살펴보고, 이를 극대화하여 즐거운 연주를 어떻게 할 수 있는지 탐구하고자 한다. 악기 연습은 우리 몸에 다양한 영향을 미친다. 먼저 손가락의 민첩성과 강도가 향상되며, 균형 잡힌 자세로 연주하는 것은 체지방 감소와 근육 강화에도 기여할 수 있다.

이러한 신체적 변화를 최대한 활용하여 즐거운 악기 연주를 할 수 있는 방법을 찾아보고자 한다. 자기 몸 상태를 체크하고, 꾸준한 연습으로 발생하는 긍정적인 변화를 인식하면 연주의 즐거움이 한층 높아질 것이다. 건강한 신체 상태를 유지하는 것은 물론, 몸과 마음이 하나로 어우러져 음악을 통한 표현력이 향상될 수 있다.

악기 연주를 운동으로 간주

이러한 관점에서 악기 연주를 하나의 운동으로 즐기는 것이 중요하다. 자신만의 연습 루틴을 만들어, 건강한 체력과 민첩성을 유지하며 동시에 즐거운 연주를 경험할 수 있다. 이 과정을 통해 음악의 매력을 최대한 누릴 수 있을 뿐만 아니라, 건강한 라이프스타일을 구축하는 데에도 큰 도움이 될 것이다.

기본적인 자세 (목줄 높이 조절)

목줄(스트랩)의 높낮이 조절은 악기 연주의 기본자세에 큰 영향을 미치는 중요한 요소다. 서 있는 자세를 기준으로, 정면을 응시했을 때 마우스피스가 구강 안으로 자연스럽게 들어올 수 있는 정도로 목줄을 조절하는 것이 가장 이상적이다. 이렇게 조절하면 연주 중에도 편안하고 건강한 자세를 유지할 수 있다.

목줄을 너무 낮게 조절해 마우스피스가 입 아래에 위치하면, 척추에 무리가 가면서 목이 악기의 무게를 지탱하기 어려워진다. 이에 따라 오른손 엄지로 악기를 받쳐 들게 되면서 전체적으로 좋지 않은 자세가 형성된다. 이 상태에서 연주하면 오른손 엄지에 통증이 생기고, 목과 허리에도 불편함이 발생할 수 있으며, 일자목이나 거북목과 같은 문제도 생길 수 있다.

반면, 정면을 응시했을 때 마우스피스가 구강 안으로 자연스럽게 들어오도록 목줄을 조절하면, 악기의 무게가 자연스럽게 분산되어 목의 신전 근육들이 악기의 중력을 받아낼 수 있게 된다. 이로써 몸의 중심축이 유지되면서 무리 없이 편안한 자세로 연주할 수 있다.

따라서 목줄 높이는 자기 몸 상태와 편안한 연주를 위해 신중히 조절해야 하며, 이를 통해 건강한 악기 연주 생활을 유지할 수 있다.

운지(손가락) 사용 설명서

색소폰 연주에서 운지, 즉 손가락 사용은 매우 중요한 역할을 한다. 색소폰의 운지는 1번 운지(왼손 검지)에서 시작해 아래로 내려갈수록 스프링의 텐션이 강화되고, 키의 간격이 달라지는 특징이 있다. 또한, 왼손과 오른손의 손가락 간 사용 차이도 존재하며, 손가락을 누르고 뗄 때의 차이도 있다. 따라서 연주 전에 악기의 메커니즘과 키, 손가락 간의 간격을 파악하고 균등하게 연습하는 것이 필수적이다.

손가락 운동을 살펴보면, 엄지와 집게손가락을 사용하는 기능에 중점이 두어져, 4, 5번째 손가락은 상대적으로 약해지고 반응 속도가 느리다. 좌우 4, 5번 손가락을 사용하는 데에는 더 많은 연습이 필요하며, 좌우뇌 반구의 역할이 약간 다르게 작용하는 것도 고려해야 한다. 좌뇌는 이성적이고 수리적인 활동에 주로 활성화되며, 우뇌는 감정과 음악 관련 활동에 더 많이 작용한다.

손가락 운동 시 시각적 훈련과 청각적 훈련의 차이도 중요하다. 청각 훈련을 통해 뇌의 동적 평형 감각을 활성화하면 손가락 반응 속도에 긍정적인 영향을 줄 수 있다. 만약 연습 중에도 어려움을 겪는다면, 신경계와 근골격계의 동적 평형 능력을 점검해 회복력을 높이는 것이 필요하다.

신체 사용 설명서

음악은 감정과 몸 전체의 상태를 담아내는 예술이다. 좋은 주법은 연주자에게 흐름 있는 연주를 가능하게 하며, 빠른 연주에도 일정한 힘을 유지할 수 있게 한다. 이를 위해 주법이 고정되었는지 확인하는 방법의 하나는 동일한 음에서 텅잉을 시도하는 것이다. 음정 변화가 적을수록 주법이 안정적이라고 할 수 있다.

주법과 텅잉을 완벽히 수행하려면 횡격막, 목, 턱, 뒤통수 등의 신체 부분이 조화를 이루어야 한다. 이 과정에서 신체의 순기능이 향상된다. 의학적으로도, 주법과 텅잉을 통한 신체 연습은 근육, 신경계, 순환계를 강화해 단순한 악기 연주 이상의 의미를 지닌다.

입 모양은 악기 연주에서 중요한 역할을 한다. 피스를 입에 물고 호흡할 때, 구강구조를 형성해 원하는 공기압과 진동을 만들어내는 것이 핵심이다. 특히 턱관절부터 골반까지의 동적 움직임을 조절하며 음의 주파수와 박자 변화를 감지하는 것이 중요하다.

주법의 정교한 동작을 이해하기 위해 해부학, 생리학, 신경학, 동적 운동학에 대한 지식이 필요하다. 그러나 이를 쉽게 설명하면, 몸의 각 부분이 어떻게 연결되어 텅잉과 주법을 향상하는지 이해할 수 있다. 이를 통해 음악적 여정이 더 풍성해질 것이다.

몸과 음악의 조화
음악은 호흡과 함께 우리의 삶에 깊은 영향을 미친다. 호흡은 기도와 흉곽의 삼차원적 구조를 유지하면서 횡격막을 작동시키는 과정이다. 횡격막은 흡기 중에 흉곽의 용적을 늘리며, 이때 골반과 허리의 안정성을 확보하는 것이 중요하다. 이를 위해 코어 근육이 동원된다.

횡격막과 코어 근육만으로 호흡할 때 산소 공급이 부족하면, 목의 보조흡기 근육들이 사용된다. 이는 자세 변화와 통증을 유발할 수 있다. 고음에서는 목 근육들이 긴장된 상태에서 코어 근육과 복부 근육을 최대한 활용해 호흡을 조절해야 하며, 저음에서는 복부 근육을 활용해 하부까지 공명이 일어나도록 해야 한다.

음악과 호흡, 우리 몸의 융합

태어나기 전부터 우리 몸은 놀라운 호흡의 과정을 경험한다. 심장이 뛰기 시작하는 약 8~10주 정도부터 태아는 일차 호흡과 함께 두개골과 천골이 동시에 움직이기 시작한다. 이는 귀를 통해 정보를 받아들이면서 몸을 익히는 것으로, 음악을 통한 경험이 바로 이 일차 호흡과 함께 일어난다고 볼 수 있다.

음악을 통해 신경축 자율신경계를 활성화하고, 근골격계의 회복력을 강화하는 것은 연주 실력 향상에도 큰 도움이 된다. 음악과 호흡은 색소폰 연주에서 필수적인 요소로, 자연스러운 호흡과 함께 몸과 마음이 하나로 어우러져 예술과 건강을 함께 누릴 수 있다.

근막 통증과 치료에 대해

진료하다 보면 다치지 않았는데 여기저기 갑자기 아프다고 하면서 오는 환자분이 많이 있다. 특히 등과 옆구리 부분을 가리키면서 '담'이 들었다고 표현할 때 근막(myofascia) 통증을 연상하게 된다.

근막이란?
인체의 피부를 절개하면 가장 먼저 마주치는 구조물이 근막인데, 피하(subcutaneous tissue)의 천부 근막(superficial fascia)부터 흉강(thoracic cavity)이나 복강(abdominal cavity)의 심부 근막과 중추신경계통(central nerve system)의 뇌수막(meninges)까지 인체의 구조를 구분할 뿐만 아니라 연속성을 잃지 않고 다양한 기능을 수행하면서 일체감과 통일성을 유지하도록 세포 및 세포외 기질의 조성을 변화시키면서 스스로 기능을 수행하는 것이다.

근막의 역할
심부 근막은 사지를 여러 구획으로 나누며 또한 체간에 연결하는 역할을 수행한다. 작용근(agonist)과 길항근(antagonist), 혈관과 신경은 이렇게 형성된 구획 내에서 사지의 길이 방향으로 주행한다. 이를 통해 근막으로 구획되는 기능적 단위가 형성되고, 수동적 신장에서 근육이 수축하거나 신전 될 때 근막 및 서로 인접한 근육이 거의 마찰이 없는 상태에서 움직일 수 있는 것이다.

근막은 다양한 감각수용기(sensory receptors)를 가지고 있으며, 특히 통증에 대해서는 구조와 개별 근막의 부위에 따라 다양한 밀도로 분포돼 있어 막연하게 통증을 느낄 때도 있고, 격렬하게 느낄 때도 있다. 근막으로부터 발생하는 통증의 잠재적 원인으로는 결합조직의 직접 손상뿐만 아니라 지속적인 과사용과 염증의 진행도 포함된다.

근막의 기능 이상

근막의 기능이상은 근육 통증 유발점(trigger point) 및 관련 국소 통증의 발달 그리고 근육 통증 유발점과 신경학적으로 연관된 영역으로 전형적인 통증의 방사(radiation)가 나타나는 것과 관련돼 있다. 반복해서 근막 기능이 이상이 생기면 유착이 일어나게 되는데, 흔한 원인으로는 외상, 염증, 수술, 잘못된 자세, 스트레스, 운동 부족 등이다. 진단은 촉진이나 관절 운동, 구조 안정성, 근육 기능 검사 등을 시행하면서 동시에 X-Ray, 초음파 정도로 확인이 가능하다.

치료

초기에는 물리치료나 약물요법으로 잘 반응하면서 호전되는데 오래된 유착이 있거나 염증이 심하고 구조가 변한 경우는 쉽게 해결되지 않는다. 통증이 너무 심한 경우는 통증 유발점 주변에 주사를 놓는 것도 좋은 방법이다.

그리고 근막 이완술(myofascial release)을 포함한 도수치료(manual

therapy), 충격파 치료(shock wave therapy) 등을 반복해서 하면 지속해서 나아진다. 상부의 호흡과 골반의 동적 평형이 근막의 연속성과 관계가 있어 결국에는 두개천골리듬과 근골격계-신경계 통합이 중요한 치료 방법이다. 또 구조적 불안정이 너무 심한 경우에는 인대나 힘줄 강화 방법으로 주사요법을 많이 시행한다.

코어근육과 동적평형에 대해

진료실에서 운동에 대해 언급하다 보면 자주 코어근육(Core Muscle)에 대해 질문을 받기도 하고 중요성에 관해 얘기도 하게 된다. 요즘은 요가나 단전호흡을 하는 분들도 많고 명상이나 기 수련을 하는 분들도 많아서 호흡이나 코어근육의 중요성을 대부분 잘 알고 있다.

코어근육이란
코어근육은 우리 몸의 복강과 골반강 내에 들어있는 내장 기관에 가장 근접해서 둘러싸고 있는 4가지 근육이다. 상부는 호흡의 핵심 근육인 횡격막(Diaphragm)이고 하부는 골반저 근육(Pelvic Floor Muscle)이다. 앞쪽은 복근 중에서 가장 내부에 있는 횡복근(Transversus Abdominalis Muscle)이고 뒤쪽은 요천추부(Lumbosacral Region)의 분절 간에 있는 내재근(Lumbosacral Intrinsic Muscle)을 지칭하는 것이다.

코어근육과 허리, 골반 안정성과의 관계

이 4개의 근육군이 적절하게 작동하면 다양한 동작이나 운동에서 허리, 골반의 안정성을 유지하면서 요구하는 호흡량에 반응할 수가 있다. 만약 코어근육이 좋지 않으면 호흡이 점점 흉식호흡을 많이 하게 되고, 허리 골반의 안정을 큰 근육들로만 잡으려 하면서 굳어지거나 비틀리는 현상이 일어나고 허리 골반이 불안정한 상태가 된다.

운동하다가 헐떡거릴 때가 많고, 구강호흡, 일자목, 중심축이 앞으로 쳐진 자세나 턱이 앞으로 빠지거나 들리는 형태가 자주 나타나게 된다. 운동하다가 허리와 골반의 동적평형이 깨진 상태에서 전후좌우, 상하 무게중심을 고관절, 무릎, 발에서 잡으려 하다가 통증이 나타나고, 지나치게 무리하면 근막염, 건초염, 활액막염 등이 발생한다.

허리, 골반의 동적평형이 지속해서 이뤄지려면 골반에 있는 천장관절(Sacroiliac Joint)의 천추굴곡(Nutation), 천추신전(Counternutation), 그리고 좌우에서 번갈아가면서 동시에 이뤄지는 상호 긴장 나비 모양 운동이 중요하다.

코어근육 중에서 골반저 근육은 천추 신전을 일으키고, 요천추 내재근은 천추굴곡을 이뤄지게 한다. 횡복근은 아랫배와 단전에 적절한 긴장도를 유지하면서 요천추 근막(Lumbosacral Fascia)과 연결돼서 복압을 증가시키면서 허리, 골반의 안정성에 기여하게 된다.

두개천골 움직임과 상호 긴장 나비 모양 운동
보행에서 한발로 지지하면서 체중이 이동할 때 한발로 전후좌우 균형이 이뤄지면서 중심축에 대해 천골이 두개천골리듬에 맞춰 두개골과 상하가 유지되면서 비틀리는 움직임이 일어나고 양쪽의 장골(Ilium)이 적절하게 나비같이 움직이게 된다. 이것이 상호 긴장 나비 모양 운동이다.

만약 활동이 많아져 산소 요구량이 많아질 경우, 상부에 있는 사각근이나 흉쇄유돌근 등도 사용하게 되는데, 이때도 코어근육이 같이 사용되면서 허리, 골반의 안정성이 유지돼야 한다는 것이다.

코어근육이 작동이 잘 안 되는데 무리를 많이 하면서 상부 흉식호흡이 일상화되고, 허리 골반의 동적평형이 이뤄지지 않고 큰 위상성 근육(Phasic Muscle)들이 굳어지면서 주변 조직에 달라붙거나 힘의 방향이 바뀌거나 하면 회복 능력을 상실하고 지속해서 병적 상황에 노출돼 악화한다.

이런 경우 코어근육이 작동되는 걸 느끼기 어렵게 된다. 가끔 진료실에서 오랫동안 단전호흡이나 요가, 명상을 했다고 하는 분들에게 코어근육을 사용하면서 복식호흡을 해보라고 하면 잘 하시는 분도 많지만, 전혀 안 되는 분들도 있다.

단지 복근만 사용하거나 상부에 있는 사각근이나 흉쇄유돌근을 사용하는 경우도 있는데 이것은 핵심 기능이 안 되면서 수련했기 때문이다. 두개천골리듬을 느끼면서 호흡과 함께 천골과 두개골 내부가 움직여야 하는데, 이것이 자율신경계와 자동 조절 시스템에 해당하는 무의식 상태의 조절력과 움직임이어서 의식적인 노력이나 자세, 운동 등으로 해결되지 않을 때도 많다.

이런 문제를 해결하는 방법은 족부 깔창이나 골반 코르셋, 구강 내 균형 장치, 경추 자동 조절 운동기 등도 사용하면서 두개천골움직임의 정상화, 코어근육 강화, 동적평형 능력 증진, 정적 구조물 강화 주사 요법 등 여러 가지 치료를 통해 이루어 나가는 것이다.

반복되는 근골격계
통증과 회복력에 대해

우리 주변에 척추나 관절이 아픈 사람들은 상당히 많다. 다치거나 일시적으로 무리해서 아픈 사람들은 잘 회복되기 때문에 반복적으로 끝없이 아프다는 것의 의미를 잘 모를 수도 있다.

만성 통증 증후군에 대하여

하지만 어느 날 해결되지 않는 통증이 계속 반복될 때가 있는데 이제껏 아픈 것과 너무도 과정이 다르게 느껴져 이런 통증이 발병 된 원인을 이해하기가 어렵고, 여러 치료를 해봐도 잘 낫지를 않아서 고민하게 된다. 관절이 아픈 경우도 많이 있지만 심한 것은 대개는 목이나 허리, 골반 등에서 증상이 쉽게 해결도 안 되고 반복해서 아프다가 점점 몸 전체로 확대되면서 좋아지지 않는 것을 느낄 때가 많다.

회복력에 있어서 근골격계의 역할

잠을 자게 되면 대부분 신경계는 회복되는데 만약 근골격계 회복력이 좋다면 근골격계 역시도 수면 중 회복되고, 휴식을 통해서도 회복하게 된다. 근골격계의 회복력에서 모든 근골격계가 관계가 있고 어느 부위나 다 회복돼야 하지만, 중추신경계를 싸고 있는 뇌막과 뇌막이 고정돼 있는 두개골과 골반을 포함하는 중심부가 기능해야 하며 중심축으로 기능할 뿐만 아니라 중추신경계, 자율신경계가 작동할 수 있는 물리적인 환경을 유지하는 기능이 중요해진다.

그 공간 안에 뇌척수액을 담게 되고 뇌척수액의 생산, 순환, 흡수가 적절히 일어나고 신경계가 적절히 근골격계를 조절하는 기능을 유지하면서, 근골격계는 신경계에 끝없이 중력장에 대항하는 근골격계의 상태를 고유 감각을 통해 필요한 정보 입력을 해줘서 우리 신체의 3차원적인 구조를 유지하고 운동 상태와 신경 통합 상태에 대하여 항상성을 유지하게 하는 것이다.

회복력 손상의 진행

어느 날 이 기능이 좋지 않은 상태에서 정신적인 또는 화학적인 스트레스에 노출되고 또 무리한 활동을 하면 중력장에 대항하는 1차 구조로서 발과 골반의 이상이 오게 되고 특히 골반이 적절한 형태를 유지하는 데 실패하면 회복력 문제가 생기면서 끝없이 반복되는 근골격계 통증이 동반되는 경우가 많다.

요통, 골반통, 어깨 통증, 두통 등이 나타나는 경우가 많고 오랫동안 앉아 있기 불편하다고 호소하는 사례가 있다. 더 증상이 심해지면 근골격계 문제를 넘어서 중심축의 기능과 관련이 있는 호흡과 동적 평형의 장애가 나타나는데 특별한 질환이 아니라고 진단을 받았고, 열심히 치료 중인데도 2개월 이상의 멈추지 않은 기침이 나타날 수도 있다. 사경(Torticollis), 턱관절 장애(Temporomandibular disorder), 이명(Tinnitus), 청력 장애 등을 호소하는 경우가 나타나게 된다.

더 만성적으로 진행되면 수면 장애가 동반되면서 감정과 정서적인 문제도 발생하게 된다. 숙면하기가 어려움, 불면증으로 수면제 복용, 자다가 식은땀, 성질을 잘 내고 감정 기복이 심함, 사회적 행동 양식의 변화, 판단력 장애, 우울증 등이 나타나게 되고 일어설 수가 없어서 외래 진료에 눕혀서 오는 일도 있다. 심한 경우에 간단한 힘을 쓰다가 허리디스크 파열이 오는 경우가 있는데, 이때는 좌골 신경통(Sciatica)뿐만 아니라 척추가 갑자기 비틀리거나 구부려져서 움직이기가 어렵게 되는 급성 증상이 나타날 수도 있다.

통합적인 치료에 대하여
치료를 위해 당장 아프지 않게 약물, 주사, 물리치료, 충격파 등의 치료를 해주면서 급성 증상을 해결해 가야 하는 것은 당연하다. 하지만 그런 치료로만 증상이 해결되지 않을 때가 많고 자꾸 반복되면서 만성적인 회복력 문제가 심각해지는 경우가 많아서 대개는 근골격계 회복력을 치료하는 것이 더 중요할 때가 많다.

부분적인 해부학적 구조의 회복 및 기능부전 치료, 전체적인 근골격계의 탄력성 및 긴장 압축 다면체로서 기능 회복, 뇌막과 중심축의 두개천골 운동(Craniosacral rhythm) 기능 회복, 뇌척수액 순환, 흡수 및 신경계의 중심 통합 상태 회복 및 유지 등을 치료해 가야 한다.

예술활동과 호흡에 대하여

몸을 사용하여 결과를 지속해서 좋게 만들어 가려고 하는 작업들은 장기적으로 몸을 사용할 때 연관된 '몸의 정렬과 호흡의 움직임이 얼마나 잘 유지되면서 하느냐'에 달린 경우가 많다. 쉽고 단순한 작업은 잘 못 느끼겠지만 관악기 연주와 같이 박자와 음정에 맞게 눈과 귀를 사용하면서 손과 입술, 그리고 혀의 사용과 함께 호흡을 조정해야 하는 멀티테스킹(multi-tasking) 작업은 몸을 사용하는 감각-운동 연계(sensory-motor chain)에 따른 바디매핑(몸의 지도 body mapping) 부분이 더욱 강조될 수밖에 없다.

노래를 부르거나 다른 악기를 사용하는 것도 사용하는 몸의 부분이 다를 뿐이지 바디매핑 영역은 같은 것이라 할 수 있다. 느끼는 것은 각 파트가 따로 분리되어서 진행되지만 연주의 깊고 심오한 단계로 들어가면서 몸의 연관(body mapping)을 얘기하다 보면 각 부분이 상관관계가 있고 나중에는 전체가 하나로 통합되는 일체감이 중요해진다.

의료 영역에서 많은 구조와 각 파트의 기능에 대해서는 많은 정보를 인터넷 공간에서 찾아볼 수 있다. 이러한 부분들의 정보를 기초로 한 질병의 해결이나 기능의 호전을 시도했을 때 자주 반복되거나 장기적으로 나빠지는 것을 막을 수가 없는 경우가 대부분이다. 각 부분의 서로에 대한 관계에 주목했을 때는 부분의 병리 현상보다 에너지 사용의 효율성, 그리고 서로 연계된 기능의 완성도 등을 보게 된다.

훨씬 더 장기적으로 좋아지는 결과를 얻을 때가 많고 증상이 반복되지 않고 나중에는 본인 자신의 바디매핑을 느끼고 에너지 수준을 느끼거나 회복하는 시스템도 느껴볼 수가 있다. 이 일체감은 상부 쪽의 '호흡과 두개골 쪽의 공명하는 움직임과 앙부슈어', 하부 쪽의 '호흡과 골반 쪽의 동적 평형과 자세'가 합쳐지면서 나오는 것 같다. 요즘 대중화가 많이 되어 있는 색소폰 연주를 예로 들어 진행하겠다.

일반적으로 연주할 때 악보를 보는 시각적 요소와 귀에 들리는 음정과 박자에 집중하다 보면 자기 몸을 자각하며 호흡하고 공명을 내기 위한 준비를 하기보다는 귀에 들리는 것에 몸을 맞추어서 힘으로 공기를 내보내게 되는 경향이 있다. 그렇게 되면 몸의 정렬이 흐트러지고 얕은 호흡이 되면서 경직되게 된다. 그래서 평소에 리듬과 박자에 맞춰지면서 각 음에 연관된 몸을 느끼는 것, 그리고 호흡과 연관된 몸의 느낌을 잘 연습하고 강화할 필요가 있다.

색소폰 연주를 하면서 호흡한다는 것은 의학적으로 2가지로 나누어서 이야기할 수 있다. 단순하게 폐에서 가스교환이 이루어지는 것을 2차 호흡(폐호흡)이라고 표현한다. 그리고 근골격계 전체가 같이 움직이면서 전후좌우 통합이 이루어지는, 그리고 신경계의 기능과 근골격계의 감각-운동 연계 시스템(sensory-motor chain system)이 서고 주고받는 피드백시스템(feedback system)이 이루어지면서 하는 1차 호흡(두개천골리듬)이 있다.

연주 시 숨을 마실 때 어깨가 들썩이면 안 되는 이유
숨을 들여 마실 때 어깨가 들썩거린다는 것은 복식호흡이 잘 안 되어서 흉식 호흡을 한다는 것을 의미한다. 즉 목에 있는 사각근, 흉쇄유돌근을 사용하여 들숨을 하게 되고 어깨를 들썩이는 것은 이 근육의 협력근으로 견갑골 거상근, 승모근 등을 사용한다는 것이다. 지속하면 숨이 짧아지고 호흡 조절이 어려워지며 리듬감을 느끼기가 어려워진다. 이렇게 호흡하는 것이 심해지면 어깨나 목, 허리 등에 무리가 되어 통증을 느끼게 되고 여러 질병이 나타날 수도 있다. 원래는 골반과 복부에 있는 코어근육을 사용하면서 복식호흡을 해야 한다. 복식 호흡을 해야 숨이 깊게 들어오고 척추의 길이 유지, 골반의 안정, 자세 유지가 동시에 될 수가 있기 때문이다. 좀 더 엄밀히 말하면 두개골과 골반이 동시성을 가지고 움직임을 하면서 코어근육의 사용과 더불어 단전 쪽도 같이 사용되는 느낌이 있어야 한다.

숨을 마실 시 갈비뼈 부근에 통증이 느껴지는 이유

숨을 마실 때는 통증이 없는 것이 정상이다. 그러나 통증이 느껴지는 경우가 있는데 이런 경우는 자주 있는 경우는 아니다. 통증이 있는 대부분의 경우 갈비뼈에 붙어있는 늑간 근육이나 근막의 긴장, 그리고 가벼운 염좌로 발생하게 된다. 또 경추나 흉추 부근의 조직들의 문제로 전이통이 느껴지는 경우가 많은데 이것은 근골격계의 정상적인 회복력이 호흡과 골반의 동적 평형 능력이 맞물리며 진행되게 되는데 이때 균형이 무너지면 힘으로 버티면서 중심축 주변이 변하게 됩니다. 이때 숨을 들여 마시는 행위가 변한 조직을 당기거나 조이면 전이통이 나타나는 것이다. 그리고 약 1% 미만에서 폐나 심장 등 아주 드문 질환들도 있을 수 있기 때문에 확인이 필요할 수도 있다.

연주 시 호흡과 동시에 연주하던 박자가 무너지는 이유
박자를 느끼는 것은 몸 전체에서 오는 근골격계 고유감각과 귀에 있는 8번 뇌신경(청신경)의 감각들이 신경계 고위 중추에서 통합되어 이루어지는 것으로 파악되며 이 감각신경에는 소리에 대한 분별력을 갖는 청력에 대한 감각뿐만 아니라 3차원적인 동적 평형을 느끼는 평형기관(vestible)이 포함되어 있으며 좌우에 한 쌍이 있다.

귀가 들어있는 양쪽의 측두골이 적절한 위치에 있으면서 기능을 해야 소리에 대한 주파수의 분별이 이루어지는 것과 동시에 좌우 균형이 되게 할 때 골반의 천골과 같이 움직이면서 몸 전체가 일체감이 들게 된다. 특히 골반의 동적 평형이 이루어져야만이 코어근육의 활성화와 복식 호흡이 쉽게 작동하게 된다. 만약 호흡의 행위가 골반의 동적 평형에 영향을 주거나 좌우 측두골의 위치에 영향을 준다면 박자를 느끼는 데 좋지 않은 영향을 줄 수 있다.

숨을 마실 때 복부부터 허리, 어깨, 목까지 호흡을 마실 수 있다고 하는데 원리는?

우리 몸의 감각을 흔히 오감(후각,시각,청각,미각,촉각)이라고 하는데 이외에도 중추신경계로 몸 상태의 정보를 입력시키는 많은 감각기들이 있다. 이 중 근골격계를 느끼는 감각이 있는 데 고유감각(proprioception)이라고 하며 주로 근육과 힘줄 그리고 관절 등에 감각기들이 위치 하고 있다.

근육내에 근방추(muscle spindle)라는 기관이 있어 근육 자체가 수축하여 있는지 이완되어 있는지 중추신경계에 신호를 보내는 것이고 힘줄에는 골지건(Golgi tendon organ)이라는 감각기가 있고 관절에는 압력수용체(mechanoreceptor)가 풍부하게 자리 잡고 있다.

근골격계가 적절하게 신경계와 통합되어 기능을 하면서 이완된 상태로 있으면 쉽게 고유감각을 느낄 수가 있다. 이 고유감각은 우리 몸에 힘이 가해지는 것을 느끼는 데 특히 중력장에 대한 감각이다. 오감은 수면 중에는 감각 정보 유입이 거의 멈추지만 이 고유감각은 지속해서 중추신경계로 유입되게 되어 자율신경계를 이루는 핵심 정보가 되는 것이다. 그래서 서 있거나 앉아 있으면 아래쪽부터 압력을 느끼며 호흡에 따른 상체의 변화에 대응하는 하부 구조의 동적 평형을 골반과 하체, 그리고 복부, 허리. 등, 그리고 어깨, 목까지 연결된 구조로 느낄 수가 있다. 이를 근골격계의 에너지의 전달 시스템으로 표현하기도 한다. 만약 호흡을 한다면 횡격막과 코어근육을 느끼면서 진행할 수가 있다.

호흡을 잘못 마시게 되면 어떤 질병에 노출 될 수 있을까요?
점점 힘으로 호흡을 하게 되고 흉식호흡을 주로 하면서 골반의 동적 평형이 잘 이루어지지 않아서 자세가 자꾸 틀어지게 된다. 이때 목이나 어깨통증, 허리 통증이 나타날 수가 있다. 이럴 경우 점점 긴 시간 색소폰 연주가 힘들어 지고 근골격계의 회복력이 저하되면서 척추나 관절 등 어디든지 통증이 올 수가 있고 장기적으로는 3차원적인 구조의 변형이 나타날 수 있어 신경계나 내장계의 기능에도 영향을 주게 된다.

하지만 색소폰의 소리를 잘 내고 좋은 톤(tone)을 만들어 내려는 과정에 호흡 연습이 들어가게 되면 저절로 좋아지는 것이 대부분이라고 생각된다. 노력해도 안 되는 부분은 두개천골리듬, 근골격계 회복력 치료를 해 주면 코어근육을 잘 사용할 수 있게 해 줄 수 있다.

연주를 잘하기 위하여 연습할 수 있는 호흡방법이 있을까요?
인간이 태어난 후 폐호흡을 하는 것은 2차 호흡이라고 이야기 하였다. 폐에서 산소 이산화탄소 가스 교환이 일어나는 것이다. 이런 폐호흡 외에 1차 호흡이라고 표현하는 것이 있다. 인간이 자궁 내 태아일 적에 수정된 지 8~10주가 되면 심장이 뛰게 된다. 태아 발생과정의 이 시기 정도부터 두개골 쪽 근골격계 조직과 골반 꼬리 쪽 근골격계 조직이 동시성을 가지고 움직이는데 이 움직임을 두개천골리듬이라고 하며 1차 호흡이라고 표현한다. 신경계 조직의 뇌척수액 움직임과 관련이 있으면서 근골격계 회복력의 핵심이 되고 신경계-근골격계 통합 등으로 표현되기도 한다.

이 1차 호흡은 보통 폐호흡 보다 두배 정도 느리고 근골격계 전체를 일체감이 들도록 하게 된다. 이 호흡 연습을 하면 효과가 있는데 연습이라기 보다는 호흡을 느끼는 것에 가깝다. 호흡과 관련된 내부 구조를 느끼다 보면 근골격계가 저절로 이완되게 되면서 코어근육이 느껴지고 두개골과 골반의 동시성도 느껴질 수가 있다. 이런 방법과 동시에 수영을 한다거나 명상, 단전 호흡 등이 도움이 될 수 있다. 앙부슈어와 자세를 정확히 하면서 일정하고 길게 소리를 내는 긴 톤(long tone) 연습과 음계(scale) 연습도 여기에 속한다고 할 수 있다. 하지만 앞에 방법들이 꾸준히 하였는데도 도움이 잘 안될 때는 유착이 되었거나, 기능부전이 된 관절이나 근육 등에 대한 치료가 필요할 수도 있다.

근골격계의 구조와
리듬 활동에 대하여

음악의 3요소는 리듬, 멜로디, 하모니라고 한다. 악기를 연주한 다고 했을 때 이 중 어느 하나도 중요하지 않은 것은 없을 것이다. 그중에서도 멜로디와 하모니는 다르더라도 어색하게 연주는 이어갈 수 있겠지만 리듬은 틀렸을 때 연주를 이어 나갈 수 없다고 이야기들을 한다.

우리가 박자를 느끼는 것은 대뇌의 연합 영역 중 일부라고 생각된다. 아마도 청각과 관련이 있는 측두엽 부근과 연합영역으로서 전두엽 부근이 중요하다고 생각되고 단순히 귀에서 청각을 통한 소리의 주파수, 음색, 크기를 듣는 것과는 매우 다르다. 박자에 맞추어서 악기를 연주하는 것은 귀로 듣고 느끼는 것과는 또 다른 많은 인간의 능력을 필요로 한다.

연주를 할 때 대뇌의 운동영역에서 원하는 대로 내 몸의 모든 부분이 동시에 작동이 되어야 하는데, 동시에 하는 부분은 감각을 받아 들이는 대뇌의 감각 영역에서 박자를 느끼고 동시에 대뇌의 운동 영역으로 투영되어야 한다는 것이다. 그리고 자세 등이 동시에 박자에 맞게 움직일 수가 있어야 하고, 이 때 가장 중요한 호흡이 박자에 맞추어서 조절되는 능력이 발휘되어야 한다.

박자는 절대 속도에 있어서는 시간을 쪼개는 것과 비슷하다. 그래서 템포, 장단 등으로 표현된다. 귀에서 듣고 시간의 흐름을 느끼고 원하는 만큼 쪼개서 듣고 합치기도 하고 하는 능력이 되어야 한다. 심리 속도에 있어서는 다른 연주나 노래를 듣고 각 주파수에 해당하는 음의 연결과 각 음의 시간의 절대 길이를 파악할 수 있어야 한다. 리듬은 반복되는 것을 의미한다. 반복되는 것은 장단도 있고 셈여림도 있다.

먼저 절대 속도를 느끼는 것은 반복되는 인체의 생체 리듬과 관련이 있는 것 같다. 박자를 맞추며 연주를 한다는 것은 귀에서 소리를 듣고 느끼는 것을 맞춰서 행동한다는 것과는 많이 다르다. 먼저 느껴야 가능하겠지만 듣고 맞추면 이미 동시에 연주를 할 수가 없다. 전체 장단의 리듬을 처음과 끝까지 시간의 흐름 속에 동일하게 가져갈 수 있어야 한다. 이것은 생체리듬에 대한 시간의 흐름 속에 절대 속도를 개인적으로 갖고 있어야 한다는 의미이다.

생체 리듬은 먼저 심장의 리듬, 그리고 호흡의 리듬이 있다. 호흡의 속도는 너무 쉽게 변하여 절대 시간 흐름의 기준 감각으로는 유용하지 않다. 호흡에 비해서 심장의 리듬은 분당 50~120 정도로 비교적 개인차가 있지만 육체적인 물리적 부하가 심하지 않으면 비교적 일정하게 유지된다. 그래서 개개인의 박자감은 심장의 비트를 느끼는 것으로 점점 발달하는 것같이 추측된다.

심장 비트의 전달은 공기를 매개로 하는 것이 아니고 동맥 혈관의 파동으로 전달되는 데 이것은 맥관의 상태, 그리고 혈액 상태 등으로 계속 가변적이고 또 동맥관, 그리고 정맥관 ,모세혈관에 가해지며 서로 파동을 증폭, 감소, 변형이 진행되면서 느껴지므로 생각보다 절대적인 시간의 흐름을 쪼개기 하는 능력의 절대적 감각으로는 부족한 부분이 있다고 생각된다. 파동을 전달하는 것은 밀도가 높을수록 빠르다. 우리 몸의 근골격계의 핵심인 뼈가 파동을 전달하는 가장 좋은 매개체인 것이다. 전체 뼈와 뼈를 연결하는 관절 시스템이 합쳐진 상태가 파동을 전달하는 핵심이고 여기서 나오는 절대적인 리듬의 속도를 느낄 수 있다면 박자를 느끼는 데에 아주 유용한 단서가 될 것으로 추측된다.

요즘 거론되는 또 하나의 생체 리듬이 근골격계 전체에서 동시에 발현되는 두개천골 리듬이다. 뇌척수액이 뇌실에서 생산되어 뇌실에서 뇌 바깥쪽으로 나와서 두개골 안쪽 지주막하 공간으로 순환하면서 골반의 천골에 있는 뇌척수액 수조까지 내려왔다가 다시 올라가서 시상정맥동(saggital sinus)에서 흡수 되면서 심장으로 합쳐지는 시스템의 핵심 리듬으로 표현된다.

많이 익숙하지는 않겠지만 근골격계의 근육들의 상호 균형과 관절들의 중심화(centalization) 등과 관련이 있고 근골격계-신경계 통합, 그리고 중추신경계에서 우리 몸 전체의 파동적 움직임(rhythmical activity)을 생산하는 시스템과 관련이 있으며 주로 호흡과 골반의 동적 평형으로 표현이 된다. 근골격계의 뼈 전체가 일체감을 가지고 동시성을 가지고 움직이는 느낌인데 의식적이라기 보다 잠재의식적, 무의식적인 활동으로 주로 척수(spinal cord)의 활동과 관련해서 발생되고 주로 중뇌(mid brain), 뇌간(brain stem), 연수(medulla oblongata)등과 같이 중추신경계 하부구조에서 리듬이 발생되고 조절되는 것으로 표현되고 있다.

심장박동은 감정적인 변화나 호흡의 상태, 육체 활동의 여부, 자율신경계 자극 등으로 순간 순간 박동이 변할 수가 있어서 절대적인 감각을 키우는 척도로 사용하기가 쉽지 않다. 하지만 두개천골리듬은 심장박동이나 호흡등에 의해서 쉽게 변하지 않고 비교적 일정하고 호흡에 2배 정도로 느리게 리듬이 지속해서 나타난다는 것이다. 이 리듬이 발달되고 귀에서 오는 소리의 속도, 주파수와 통합되는 것이 박자를 느끼는 감각을 키우는 핵심이라고 추측된다.

이 리듬에 맞게 근골격계가 유지되면 골반에서 두개골과 같이 동시성을 가지고 리듬적인 활동이 일어나고 이 활동이 근골격계의 회복력으로 작동하며 근육의 긴장도와 전후좌우 상하 동적 평형을 이루게 만들면서 파동의 전달도 아주 일정하게 , 전후 좌우 그리고 팔다리 동시에 작동하면서 뇌에서 리듬을 느끼는 것이 아주 쉽게 이루어지게 만드는 것으로 판단된다.

골반에서 동적 평형이 잘 일어날 수 있으면 우리 몸의 전후 좌우, 사지에서 척수신경(spinal cord)으로 들어가는 고유감각(proprioception)을 척수에서 통합되어 중추신경계 내의 리듬감을 발생시키고 이 중추신경계 내의 리듬감이 심리속도로 표현되며 골반의 동적 평형이 상부 경추와 두개골 움직임이 같이 이루어지는 호흡과 동시성을 유지하면서 절대속도도 느끼고 심리속도에 맞출 수가 있으면 리듬감을 잘 유지할 수가 있다.

만약 골반이 불안정해지면서 중심축의 움직임이 고정되거나 변형되면 우리 몸의 전후 좌우,그리고 팔다리의 고유감각 동시성이 달라지게 되면서 손박자, 발박자를 맞추기가 힘들어지고 템포를 느끼는 중추신경계 리듬감이 잘 형성이 되지 않는다. 그렇기에 심리 속도와 절대 속도가 일치하기가 어렵다. 또 골반에서 불안정하면 청각신경의 신경전달 통로를 같이 사용하는 귀에서 들어가는 평형감각이 계속 자극을 뇌로 보내게 되어서 소리를 뇌에서 느끼고 통합되어 파악되는 것이 현저히 느려지게 된다.

우리 몸(근골격계)과 뇌(신경계)는 관상면(Coronal plane)에서 좌우로 대칭이 되어 있다. 우리의 감각이 신경세포를 따라 전달되어 좌우 대뇌 감각 영역에 전달되면서 이 감각들이 통합되고 조절된다. 의지를 가지고 움직이는 대뇌 운동영역에서는 끊임없이 이 감각영역들의 간섭과 조절을 받으면서 활동을 하게 된다. 이 대뇌의 아주 고차원적이고 통합적인 활동 중에서 좌우 반구의 우세성을 가진 기능들이 있다.

리듬을 느끼고 박자에 따른 활동을 하는 것은 우측 대뇌가 우성이다. 감정과 정서적인 활동도 우측 대뇌가 우성으로 표현하고 있다. 반대로 합리적이고 이성적이며 수학적인 계산등은 좌뇌가 우성이다. 그래서 박자를 잘 맞추는 연습을 하려면 우측 대뇌를 자극하는 것이 좋다. 호흡이나 심장박동을 느껴보는 것도 좋으며 몸 전체 움직임의 동시성과 일체감을 느껴가는 것이

리듬 연습의 핵심이다.

이 때 우뇌를 발달 시키려면 좌측 몸을 먼저 자극하면서 시작하면 좀 더 효율적이다. 박자를 시작할 때 왼손과 왼발을 먼저 느끼고 해보는 것이다. 잘 안되면 왼쪽 발부터 해보는 데 꼬리뼈와 같이 해보는 것이다. 꼬리뼈는 호흡과 관련이 있다. 어디서부터 시작하든지 일체감과 동시성이 목표이지만 완벽한 상태로 되는 생명체는 없다고 생각된다. 일체감과 동시성이 좋을수록 호흡의 조절력이 좋고 두개천골리듬이 좋다고 판단된다. 개개인의 상태는 각자 모두 다른 상태이며 신경계 상태, 좌우 반구 우세성, 심장과 호흡 상태, 근골격계 상태등의 좋고 나쁨이 서로 다르다.

충분히 두개천골리듬이 좋아지고 조절력이 생기면 두개저의 접형골 주변이 리듬에 맞추어서 움직이기가 쉬워지고 호흡도 리듬에 맞추어서 조절이 쉽게 되는 느낌이다. 좋은 상태에서 박자 연습을 할수록 더 발달될 수가 있다고 생각되며 호흡을 골반과 두개저가 동시에 되는 느낌을 발달시키는 것이 중요하다. 만약 연습과 훈련만으로 극복이 어렵다면 의학적인 도움을 받을 수도 있다. 구조의 안정을 위해 주사 요법을 사용할 수도 있고, 분절성 활동 기능 강화를 여러가지 복합적인 방법으로 시행할 수도 있다.

Chapter III
성장과 근골격계와의 타협하기

소아에서 근골격계 성장에 관하여

소아 성장에 있어서 근골격계 문제는?

성장과 키 문제, 그리고 성장판(Growth plate) 폐쇄 문제로 종종 내원하는 소아와 부모를 만나게 된다. 요즈음 우리 사회의 여러 여건이 좋아지면서 유전적인 질환이나 선천성 질환 등으로 인한 성장과 근골격계 문제는 태어난 후 1-2년내에 대개는 확인이 되는 것 같다. 사실 몇 십년 전만 해도 늦게 발견되어서 치료 방침에 난감할 때가 간혹 있었다. 하지만 최근에도 소아 성장에 있어서 주의해야 할 부분이 있다. 눈여겨 보아야 할 점은 특별한 유전적인 질환이나 사회 문화적인 문제가 없어 보이는 경우에도 '균형적인 성장이 잘 안된다'든지, 또 '성장 시기에 맞는 근골격계 신체기능이 제 대로 안된다' 든지, '신체구조 발달이 3차원적으로 대칭이 안되고 비틀리는 것 같다' 든지 '운동기능이 너무 떨어지는 것 같고 운동할 때 자주 다치거나 통증을 호소한다' 하는 문제 등이다.

간단한 검사로 확인

흔히 키가 잘 안 크는 문제로 내원하게 되어 성장판 상황을 알기 위해, 그리고 근골격계의 형태나 숨겨진 문제가 있는지 대해 기본적인 검사로 X-Ray 를 확인하게 된다. 인간은 성장주기에 따라 상당히 균형 잡힌 변화가 나타난다. 영아기에는 하지가 전체 키의 1/4 정도 인데 점점 하지는 체간에 비해 더 빠른 속도로 자라게 되어 성인이 되면 전체 키의 1/2 정도를 차지한다. 그래서 무릎 주변의 성장판에서 가장 많은 성장이 이루어지고 가장 늦게까지 성장판이 남아있는 곳은 골반 쪽에 있다. X-Ray 는 머리부터 꼬리뼈까지 중심축을 확인하게 되는데, 이때 무릎과 골반을 같이 확인하게 된다.

성장판을 확인하는 것도 중요하지만 근골격계 전체의 전후 좌우 균형적인 성장도 확인하는 것이 중요하고 척추 만곡이나 하지의 전후 좌우 변형 등도 확인하게 된다. 대개 성장기의 근골격계의 가벼운 증상들은 성장통이라 하면서 넘어가기도 하고 운동을 열심히 하면 좋아진다고 생각하는 경향이 있는 것으로 보인다.

성장통? - 근골격계 성장과의 관계

그러나 '성장통이라고 하는 증상들이 자주 반복된다'든지 '운동을 하면서 자주 번아웃(Burn-out) 증상 비슷하게 나타난다'든지 하면 전후 좌우 균형, 상하 호흡과 동적 평형 문제, 발의 균형과 발의 아치의 높이, 그리고 정렬상태를 확인하는 것이 중요하다.

보행을 시작하면서 인간의 근골격계는 중력장에 대항하여 아주 효율적인 구조로 성장하게 되는데, 만약 비효율적으로 진행된다 하더라도 어느 정도 심해질 때까지는 계속 증상이 있는 것이 아니다. 또 설사 증상이 나타난다 하여도 X-Ray나 MRI, 초음파 등에 병적인 소견이 나타나는 경우는 드물다는 것이다.

발로 내 체중을 이겨내면서 이동하게 되고 이때 적절한 호흡이 지속해서 실행되면서 골반에서 동적 평형이 이루어지게 되면 발이나 하지가 잘 견디게 된다. 하지만 이 기능이 한 번에 다 만들어지는 것이 아니고 시간이 경과하면서 수도 없는 다양한 형태의 움직임을 통해 피드백 시스템(feed back system)으로 만들어 간다는 것이다. 그래서 근골격계 성장은 청소년기 16~18세 정도에 끝나고 성장판은 닫히게 된다. 하지만 골반의 동적 평형 시스템에 핵심으로 작용하는 천장관절(Sacriliac joint)은 20대 중반까지 계속 변하면서 완성되어지고 또 40대 초반이면 퇴행성 변화가 시작되는 것이다.

이런 피드백 시스템은 신경계와 근골격계 사이에서 근육을 사이에 두고 지속해서 일어나게 되어 비효율적이 되면 몸의 체중을 받아내는 하지와 발의 근육들이 먼저 성장통이 일어나게 된다. 그리고 더 진행되면 근골격계 관절이나 인대등에도 영향을 미치게 되며 천장관절의 동적 평형문제는 나빠지는 쪽으로 심화되면서 성장하게 되는 것이다..

근골격계 성장 – 피드백 시스템 반응으로 균형 발달
근골격계 내에서도 피드백 시스템이 작동하게 되는 데 호흡과 동적 평형시스템이 횡격막과 코어근육을 매개로 이루어지게 되고 또 동적 평형 시스템 내에서도 골반의 천장관절과 발의기능이 골반저 근육(Pelvic floor muscle)과 하지 균형을 매개로 작동하게 된다. 그래서 유아기나 소아기에는 발의 모양이나 기능을 보는 것이 우선적으로 중요하다는 것이다.

이런 피드백 시스템의 많은 다양한 문제가 이 검사 저 검사 반복해서 시행 해도 대부분 나타나지 않는다. 하지만 발에는 유의할 정도의 변화가 일찍 나타나서 임상의사가 조기에 파악하기가 쉽고 근골격계 전체 성장 시스템을 확인하는 계기가 될 수 있기 때문이다.

소아 성장에서 발 형태 확인의 중요성
만약 발의 아치(Foot arch)나 발의 형태가 만들어지는 것이 부족하다고 느끼게 되면 흔히 아치를 보완해주는 깔창(Insole)을 하게 된다. 아치를 보완해주는 깔창은 많은 도움이 되기는 하지만 사실 문제 해결의 핵심으로서는 부족할 때가 대부분이다.

발의 문제는 몸 천체의 성장과 관련된 피드백 시스템 문제의 결과일 때가 대부분이라서 발에서 무엇을 해주더라도 문제해결의 1/10 정도도 밖에 미치지 않는다는 것이다. 발을 해결해 가면서 반드시 우리 근골격계의 보행시스템과 동적 평형시스템 전체를 살피고 지속해서 작동하는 피드백 시스템을 해결해 주어야 한다는 것이다.

육체적인 성장은 근골격계 뿐만이 아니라 신경계 조직 전체도 부피도 커지고 질량도 커지면서 3차원적인 구조가 확대된다는 뜻이다. 이것은 내장계도 마찬가지이다. 특히 근골격계와 맞물리는 구조적인 변화가 말초신경과 말초 혈관에서 부피도 커지지만 지속해서 길이가 늘어나게 되어야 한다. 이 과정은 남녀에서 약간 차이가 있어 여자가 약1~2년 일찍 끝나지만 사지에서 18세 전후 까지 진행된다. 체간에서도 척추길이가 길어지고 부피도 커지면서 진행된다. 중추신경계 중에 특히 척추 부분에 해당하는 척수신경의 길이가 길어지는 것은 좀 더 일찍 마감되어 끝나지만 척추나 디스크 등 근골격계의 부피나 길이 성장은 약 18세까지 지속된다는 것이다.

성장에서 중배엽성 조직의 역할

이때 중추신경계를 감싸는 근골격계의 조직이 뇌막이다. 이 뇌막은 3개의 층으로 형성되어 지는데 가장 신경계 조직에 가까이 붙어있는 것이 연막(piamatar) 중간의 층이 지주막(arachnoid), 뼈에 붙어있는 가장 바깥에 있는 층이 경막(duramatar)이다. 이 경막도 역시 두개골이나 척추 내부에 있는 구조물이고 또 뇌척수액(Cerebrospinal fluid)을 생산, 순환, 흡수에 관여하고 중추신경계 의 핵심 기능이 되게 하는 물리적인 구조를 형성한다는 것이다.

이런 중배엽성 구조물은 주변에 가해지는 물리적인 힘에 대항하는 힘이 있으며, 지속해서 힘이 가해지면 그 힘에 맞추어서 구조가 재형성(Remodeling)되는 능력이 있다.

경막은 특히 두개골쪽 경막과 척추쪽 경막으로 나누어지면서 그 겹치는 부분이 두개골 바닥과 경추 1~2번, 즉 척추 신경이 통과하는 대후두공(Foramen magnum)근처가 되는 것이다.

근골격계 성장이 호르몬 분비에도 영향을 ?
이 부분의 긴장도와 반복되는 미세한 움직임이 접형골(Sphenoid

bone)의 터키안장(Sella tucica)부위 내에 있는 뇌하수체(Pituitary gland)를 자극하게 되고 호르몬 생산과 혈중농도 그리고 적절한 활성화에 관여한다는 것이다

이 뇌하수체의 성장호르몬, 부신 자극호르몬 , 갑상선 자극 호르몬, 성선 자극 호르몬 등이 소아나 청소년기의 육체적 성장에 절대적으로 관여한다는 뜻이다. 그래서 근골격계의 두개골과 골반이 동시성을 가지고 맞아지면서 호흡과 동적평형이 이루어지면 뇌막을 통해 두개천골리듬이 쉽게 작동하게 되고, 성장호르몬의 분비나 다른 뇌하수체 호르몬의 기능이 제대로 이루어지도록 하면서 적절한 성장이 일어날 수 있다는 것이다.

소아 발달성 평발에 대해

내 아이가 평발?

진료하다 보면 소아들이 갑자기 발이나 발목 등이 아프다고 하거나 갑자기 걷기를 힘들어하며 내원하는 경우가 많이 있다. 또 증상은 없어도 평발(developmental flatfoot) 문제나 보행 문제로 오는 예도 있다.

항상 아프다고 하면 심각한 질병이 있다고 생각하고 여러 가지 검사를 시행하겠지만 어쩌다 가끔 아파서 대개는 간단히 X-Ray 검사 후 지켜보게 된다. 가끔은 증상이 없어지고 정상적으로 발이 성장할 수도 있다. 하지만 상당수 기능이 떨어지고 나중에 기형이나 장애를 초래할 가능성이 있는 자세의 결함이 있는 발달성 편평족에 해당하는 경우가 많다. 이런 경우 무시되거나 소홀히 다뤄도 괜찮은 것으로 잘못 충고받는 경향이 있는데 불행히도 발달성 편평족은 정상이 아니면 아이들 대부분 성장 과정에서 완전히 좋아지지 않는다.

원인
소아 편평족을 일으키는 질환은 다양하다. 종골외반(calcaneovalgus), 수직 거골(vertical talus), 경골 외골(ostibiale externum), 신경학적 질환과 증후군들(neurological and syndrome disorders), 족근골 융합(tarsal coalition), 첨족(talipes equinus), 의인성 편평족(iatrogenic flatfoot) 등이 있는데 이런 특별한 경우는 소수에 불과하고 대부분은 발달성 편평족이다.

그러므로 발달성 편평족이 흔한 소견인 것이 사실이지만 그것을 정상으로 간주해서는 안 되고 확실히 적절하고 기능을 잘 하는 발 형태는 아니다. 보편적으로 6세 이하의 체중 부하 소아에서 지나치게 회내(pronation)된 유연성 편평족으로 정의할 수 있겠다.

발의 중요 기능 유지 및 발달을 위한 치료 목표 3가지

① 정지 자세에서 상부구조를 지지하는 것(몸무게를 효율적으로 지탱하는 기능)
② 이동성 어댑터(mobile adapter)로서 기능하는 것(다양한 지면에 효율적으로 적응하는 기능)
③ 보행 주기의 적절한 시기에 단단한 지렛대로서의 작용하는 것(보행 시 효율적으로 추진력을 발생시키는 능력)

치료

정적인 기능은 중립(neutral position)이나 회외(supination) 자세로 정렬하므로 가장 효과적으로 달성할 수 있는 반면에 동적인 기능은 회내와 회외가 번갈아 가면서 달성되기 때문에 뼈와 연부조직 구조를 안정시키고 과회내(over-pronation)를 중립 위치에 있게 하면서 견고한 지렛대 기능을 강화시키고 발달, 증진 시키는 것을 목표로 두고 치료하게 된다. 주로 신발, 보조기, 연속적인 석고 고정 등을 사용해 치료하게 된다.

증상의 완화가 치료를 중단하는 기준이 아니고 주기적인 임상 검사, 방사선 검사, 보행 분석(computerized gait analysis)에 의해 객관적으로 진행을 추적조사 할 수 있다. 근본적인 뼈 형태와 자세는 7~8세 정도 되면 기본적으로 끝나기 때문에 치료를 언제 시작했는지에 관계없이 이 시기가 치료 중단을 고려할 수 있는 가장 이른 시기이다.

하지만 발의 완전한 골 성숙은 13~15세까지 일어나지 않기 때문에 적어도 이 시기까지 교정을 유지해주는 것이 현명하고 해당 시기가 지나서도 계속되는 구조적 결함은 지속적인 치료가 필요하다. 진행 과정은 일생 추적 관찰해야 한다는 것이다.

소아 평발이 쉽게 해결이 되지 않으면?
요즘은 근골격계의 형태와 동적 기능은 뼈와 근육 사이의 상호 관계 속에서 이뤄지는 결과이며 근육은 끊임없이 신경계의 조절 속에 있기에 근골격계의 정상적인 발달에 있어서 근골격계-신경계 통합(neuromuscular integration)이 필수적이라는 개념으로 치료를 많이 시행하게 된다. 흔히 하는 연부조직기법이나 척추 분절 교정으로는 충분한 도움이 되질 않는다.

두개골과 골반의 천골이 동시성을 가지고 움직이면서 신경계가 작동할 수 있도록 뇌막의 긴장도와 뇌척수액(cerebrospinal fluid)의 압력분포 및 순환에 맞게 적절한 물리적 환경을 만들어주는 여러가지 통합적인 치료가 도움이 된다.

치료에 있어서 인체내 움직임을 이용할 때가 많은데 일차호흡(primary respiration)이라고 표현하며 임신 10주 전후 태아일 때부터 시작되고 여기에 비해서 폐호흡(pulmonary respiation)은 이차호흡(secondary respiration)이라고 표현하며 출생 후 시작되는 것이다.

호흡중추는 신경계에 있지만 움직임의 시작은 골반의 천추가 지렛대로 작용하면서 머리 쪽의 후두골(occiput)이 뇌척수액 순환의 균형추로 작동하고 신경계-근골격계 통합에 결정적으로 작용한다. 그래서 골반의 천추를 적절한 위치에 있게 하면서 동적 평형 기능을 유지하게 시키는 것이 발달성 편평족을 치료하는 데 중요하다는 개념 아래에 여러 가지 치료를 진행하는 것이다.

안짱다리와 안짱걸음에 대해

안짱다리 문제?

30세가 넘은 성인에서는 안짱걸음(toe in gait), 안짱다리(bow leg-O 다리)로 치료를 위해 내원하는 경우는 드물다. 이상적인 성인의 보행 경우, 뒤꿈치 착지 시 경골이 지면에 거의 수직으로 되고 약 7도 정도의 발가락 외향(toe out)패턴으로 나타나게 된다.

이상적인 보행 패턴이 아니더라도 통증이 없으면 여러 형태로 적응하면서 지내게 되는데, 다만 무릎이 아프다가 50세를

전 · 후로 퇴행성 관절염이 심하게 진행되는 경우 과도한 내반슬(genu varum)이나 내반 경골(genu tibia) 등이 있어서 무게중심이 무릎 안쪽을 지나면서 관절 연골을 심하게 마모시킬 때 'O'다리를 문제 삼는 예는 있다. 이런 경우 기본 치료로서 물리치료 및 도수치료를 해보다가 심한 경우 쐐기형 절골술(wedge osteotomy)이나 인공 관절 수술(artificial joint replacement)을 하게 된다.

소아에서 안짱 보행 문제는?
하지만 10세 이하 발달 중인 아이에서는 구조와 자세의 발달 변화가 지속적이고 역동적인 방식으로 일어나기 때문에 제대로 진단과 치료를 했을 때 정상적인 보행 패턴뿐만 아니라 신체적인 발달 및 내장계, 신경계의 정상적인 발달 자극을 줄 수가 있어 지적, 정신적 능력 발달까지 훨씬 좋은 영향을 줄 수가 있다.

대개는 내족지 보행(toe in gait), 안짱다리, 평발(flatfoot) 등으로 내원하게 되는데 보행 패턴 관찰과 X-Ray로 심각한 정도를 거의 파악할 수 있다. 고관절에서 과도한 외반고(coxa valga)가 있는지, 무릎에서 내반슬이나 전반슬(genu recurvatum)이 있는지, 그리고 발목이나 발에서 내전(adduction)이나 내염전(internal torsion)이 있는지 확인하게 된다. 발목에서는 경골의 저염전(low tibial torsion)이나 내염전(low malleolar torsion)이 문제가 되고 발에서는 중족골 내전(metatarsus adductus)이 심해서 치료를 지속해서 해야 할 경우도 있다.

어느 정도의 안짱걸음은 4세까지 있을 수 있는데 발달성 내반슬(developmental genu varum)이라고 하며 심하지 않으면 경과를 지켜보면 되는데, 만약 심하다면 비타민D 결핍성 구루병(vitamin D deficiency ricket)이나 성장판 문제(growth plate)가 있는지 확인하게 된다.

하지의 비정상적인 횡단면(transverse plane)과 전두면(frontal plane) 발달의 가장 흔한 후유증은 대개 발의 기능 면에서 나타난다. 발은 7~8세까지 지속해서 발달 변화를 거치는데 우리 몸의 무게중심이나 동적 평형이 전두면이나 횡단면에서 심하게 벗어나 있으면 비정상적인 회내(pronation)를 일으키고 기존의 비정상적인 회내를 촉진하거나 악화시킨다. 그래서 적극적인 치료가 필요한데 대개는 부목이나 보조기로 치료하게 된다. 몇 년에 걸쳐서 임상적 결과를 추적하면서 부분적으로 정상적인 형태가 되도록 하면서 전체적으로 정상 보행이 될 수 있도록 만들어가야 하는데 쉽지 않을 때가 많다.

치료한다면?

큰 이상은 없는데 지속해서 보행이 이상하면서 자율신경계 증상이 있다든지 학교나 또래 사회에 적응이 어려울 때도 있고 점점 부목이나 보조기 사용이 어려울 수도 있다. 이때 근골격계-신경계 통합(neuromuscular integration)을 위해 물리치료나 도수치료를 시행하는 것이 도움이 될 수 있다. 대개는 근막이나 연부조직 가동성을 좋아지게 해주거나 관절을 적절하게 위치시키는 자극을 줬을 때 많은 호전이 되는데, 심한 경우 뇌막의 가동성, 두개골과 천골의 움직임 등을 만들어 주는 두개천골리듬(craniosacral rhythm) 치료를 시행하게 된다.

CST(craniosacral therapy), SOT(sacro-occipital technic) 등이 주로 시행되는 기법으로 다음과 같은 개념으로 진행한다. 정상적으로 기능하는 움직임에서 뼈를 움직이는 것은 근육들이고, 신경계가 근육들을 조절한다. 모든 구조의 변형은 근육과 뼈의 잘못된 관계 속에서 일어난 복합체라고 봐야 한다.

그래서 두개골과 골반의 천골이 동시성을 가지고 지속적인 움직임을 가지도록 치료하는 것이다. 두개천골리듬이 정상적으로 작동하면 자율신경계(autonomic nerve system) 유연성, 근골격계와 신경계 통합, 코어근육의 활성화, 골반에서 호흡과 연계된 동적 평형(dynamic balance) 능력이 좋아지게 되면서 보행에 필요한 골격과 근육들의 정상적인 발달을 발현시킬 수 있다. 만약 구조적인 불안정이 심하다면 주사 요법도 시행할 수 있다.

고관절 활액막염과 골반 균형

다리가 아픈 데 고관절 활막염이라고?

진료하다 보면 갑자기 한쪽 다리를 디딜 수 없다고 하면서 절룩거리는 상태로 내원하는 환자들이 많이 있다. 특별히 어디가 아픈지 모르면서 다리를 디딜 수 없는 경우도 있고, 대퇴부나 무릎 등의 통증을 호소하기도 한다. 그런데 막상 진찰을 해보면 대퇴부나 무릎에는 큰 이상이 없고, 고관절 움직임이 제한되거나 억지로 움직일 때 통증이 심하게 오는 경우가 많다.

특히 고관절의 외전(Abduction) 및 외회전(External Rotation)을 동

시에 할 때 통증을 느끼는 것이 뚜렷해진다. 이러한 정형외과적인 검사를 패트릭 검사(Patrick Test)라고 한다. 대개는 소아인 경우가 많은데, 성인에게도 고관절 주위에 과도한 힘이 반복해서 가해질 때 나타나는 경우가 있다.

진단과 치료는

일반적으로 X-Ray 검사와 진찰만으로도 대부분 판단을 내릴 수가 있으나 증상이 심하거나 다른 증상이 동반되면 세균성 염증(세균성 고관절염, 골수염 등)이나 면역학적 염증(소아 류마티스 관절염), 대퇴골두 무혈성 괴사증(Femoral Head Avascular Necrosis) 등을 구별해야 하는데 이 경우 혈액검사나 초음파검사, MRI 검사 등이 필요할 수 있다.

특별한 이유 없이 발생하는 경우도 있지만 대부분 과도한 활동 후에 오는 경우가 많고, 가벼운 외상, 알레르기, 중이염 등에 감염된 후 증상이 나타났다고 호소하는 때도 있다. 치료로는 활동을 줄이고 쉬게 하면서 진통소염제 등을 사용하면 대부분 좋아진다. 심하면 부목 고정을 할 수도 있고, 과거에는 입원해 다리에 추를 달아서 견인을 해놓기도 했었다.

좀 더 본질적인 문제는 ?

어쨌든 치료가 잘 되기 때문에 어떤 면에서는 소아일 때 감기같이 잘 걸리게 되고, 쉬면 또 잘 낫는다고 생각할 수도 있다. 하지만 골반 및 고관절 생체역학적 측면을 고려하면 좀 더 지켜보고 확인해야 할 부분이 있다.

고관절은 볼(Ball)과 소켓 관절(Socket Joint)로서 한 다리로 디딜 때 고관절의 대퇴골두 위에 몸 전체를 올려놓게 된다. 상체가 어느 정도 움직일 때 무게 중심이 변하게 되더라도 고관절 주위의 근육의 힘으로 적절한 동적 평형을 이루는 것이다. 체중을 싣지 않은 경우에 고관절 움직임은 굴곡과 신전, 내전과 외전, 내회전 및 외회전의 움직임이고, 비교적 크고 강력한 힘을 가진 근육들에 의해서 이뤄진다.

굴곡과 신전은 대퇴사두고근(Quadriceps Muscle)과 슬괵근(Hamstring Muscle) 내전과 외전은 내전근(Adductor Muscle)과 대퇴근막장근(Tensor Fascia Lata Muscle) 내회전과 외회전은 여러 근육의 복합적인 움직임에서 이뤄지는데 중둔근과 소둔근, 대퇴근막장근, 내전근은 주로 내회전에 작용하고 대둔근, 장요근,

이상근, 단외회전근 등은 외회전에 작용한다.

하지만 고관절 및 요추의 자세 변화나 각형성에 따라서 근육들의 작용 벡터(Vector)가 달라지고 움직임 작용도 달라질 수 있다. 즉 굴곡과 신전, 그리고 내전과 외전은 거의 골반의 장골에서 시작하는 큰 근육들인 것에 반해서 내회전과 외회전 근육들은 크고 작은 여러 근육이 복합적으로 작용해서 기능하고, 요근이나 이상근과 같이 외회전 근육들은 천추이나 요추에서 시작하기 때문에 저절로 허리와 골반 천장관절과 같이 움직여지게 되는 것이다. 그래서 어떤 특정한 각도에서 고관절에서의 균형은 필연적으로 요추관절과 골반의 천장관절의 움직임과 맞물려서 이뤄지고 요추, 골반, 고관절의 복합체로서 작동한다.

증상이 반복된다면?
만약 고관절의 활액막염은 좋아졌지만 이 요추, 골반, 고관절 복합체의 기능이 다 회복되지 못하고 코어근육의 작동, 좌우 천장관절의 움직임, 요추의 기능 등이 적절치 못하다면 고관절 문제가 반복될 수 있으며 하지의 무릎이나 발목 등에서 보상적 활동을 하다가 그 관절 주변에서 증상이 나타날 수도 있다.

이때 우리는 근골격계 전체의 움직임, 상부의 호흡과 골반의 동적 평형, 중심축의 두개천골 움직임(Craniosacral Motion)과 심부 근막(Deep Fascia), 근골격계 신경계 통합(Neuro-Muscular Integration) 및 자가치유 회복력에 대해서 확인하게 된다.

두개골부터 골반까지의 중심축 X-Ray가 도움이 되고, 요즘은 정보기술의 발달로 보행에 대한 좌우 균형, 부하에 대한 적응력 등을 쉽게 확인하고 추론할 수 있어 많은 도움이 되고 있다. 아울러 앞으로 이러한 동적 기능을 확인할 수 있는 장비가 점차 개발되리라 기대하고 있다.

연골 연화증에 대해

연골 연화증(Chondromalasia)이란 관절 내 연골 조직이 약해지거나 손상된 것을 의미하는 데, 몸 전체 어느 관절이든지 발생할 수는 있다. 하지만 무릎에서 진단받는 경우가 대부분이기 때문에 슬개 대퇴 동통 증후군(Patellofemoral pain syndrome)이라고도 하고 슬개 대퇴 퇴행성 관절염의 전 단계로 여겨지고 있다. 원인은 외상과 관련해서 발생하기도 하지만 대개는 무리하게 운동하거나 무릎을 과도하게 사용해 발생한다.

증상은 무릎 앞부분이 아프거나 불편해지는 데 계단을 오르내리거나, 한 자세로 오래 있게 되면 심해지게 되고 증상이 악화되면 가벼운 운동만으로도 통증을 느끼게 된다. 치료는 증상을 악화시키는 활동을 피하게 하면서 물리치료, 약물치료, 근력 강화운동을 하게 된다. 대부분 해결이 잘 되는 데 문제는 끝없이 반복되는 경우가 있다는 것이다.

이런 경우에 몇 가지 고려해야 할 사항이 있다.
1. 슬개 대퇴 관절 모양이나 정렬에 이상이 있는가?
무릎 신전기능(extensor mechanism) 관련 구조물을 확인하는 것인데 대퇴사두근(Quadriceps), 슬개골(Patella), 슬개건(Patellar tendon), 내외측 슬개건막(Patellar retinaculum), 장경인대(Iliotibial band) 등으로 구성되며, 만약 심한 변화가 있다면 수술적 치료를 고려해 볼 수도 있다.

2. 골반(Pelvis)과 고관절(Hip joint)에 안정성이 있는가?
좌우 천장관절에서 긴장성 나비 모양 형태 움직임이 잘 작동하는지가 전후·좌우 균형과 안정성 핵심 요소이다. 천장관절, 골간인대(Interosseous lig.), 천골결절 인대(sacrotuberous lig.), 천골극

간 인대(Sacrospinous lig.), 장요인대(Iliolumbar lig.) 등이 적절하게 기능을 해야 하고 주변 근육의 힘과 탄력 그리고 평형 능력이 좋아야 한다.

3. 골반 평형을 유지하기 위한 신경계 평형반사 동기화(Equilibrium reflex synchronization)가 잘 작동되고 있는가?

이것은 신경계의 미로반사(Labyrinthine reflexes), 머리-목 반사, 시각정위반사(Visual righting reflexes) 등을 확인해야 한다는 것인데 골반에서 중력장에 대해 중심을 유지하기 위해 상기 반사들과 같이 작동되기 때문이다. 미로반사는 중이(middle ear)의 세반고리관(Semicircular canal)과 타원낭(Utricle)에 위치하며 머리의 움직임은 이 수용체를 자극해서 두부 정위 근육에 영향을 주게 돼 있다. 머리-목 반사는 상부 경추 특히 환축추(atlantoaxial) 관절과 후두환추(Occipitoatlantal) 관절 등에 자리 잡고 있고, 인체 지남력(Orientation)과 조화 있는 운동(Motor coordination)에 중요하며 이 반사들과 골반의 중심성 반사(centering reflexes)가 조화 있게 동기화가 돼야 무릎에서 물리적인 부하를 쉽게 조절할 수가 있다.

연골 연화증을 적극적으로 치료하고 있고 운동치료도 병행하는

데도 지속해서 반복되거나 심해지면 상기 문제를 해결하기 위해서 두개천골리듬에 대한 치료를 하는 것이 좋다. 요즘은 골반 쐐기 모양 교정, 비강 내 접형골 이완 치료법 등을 이용해서 유용한 치료법들이 많이 있다. 요추나 골반구조 안정을 위해 인대 강화 요법을 할 수도 있고 두경부에도 적절한 긴장과 균형유지를 위해 주사요법을 시행할 수도 있다.

경련성 사경에 대해

내 아이가 사경?

사경이란 선천성 혹은 후천성으로 발생하는 목의 회전 및 굴곡 변형으로 머리는 환측(아픈 쪽)으로 기울고 턱은 건측(건강한 쪽)으로 돌아가는 질환이다. 쉽게 이야기하면 고개가 비뚤어진 상태로 고정된 것을 말한다.

선천성으로는 대체로 흉쇄유돌근(Sternocleidomastoid m.)이 단축돼 있으며 성장하면서 안면 비대칭이나 사시(Strabismus), 심한 경우는 경부 및 흉부에 측만증(Scoliosis)이 생길 수도 있어서 발견되면 즉시 치료를 시행하는 것이 원칙이고 잘 해결되지 않으면 수술적 방법을 동원하게 된다.

후천성으로는 외상, 감염, 종양, 반흔성 구축(Scar contracture) 등 다양한 원인이 있다. 대개는 간단한 이학적 검사로 확인할 수가 있으나 종양이나 감염이 의심되거나 잘 해결이 되지 않으면 MRI나 혈액검사 등이 필요한 경우도 간혹 있다.

대개는 경련성 사경
하지만 진료실에 흔히 마주치게 되는 사경은 잘 지내다가 특별한 이유 없이 갑작스럽게 통증과 더불어 사경이 생겨서 고통스러워하며 내원하는 경우가 가장 많은데 대부분 경련성 사경이다. 중추신경계 혹은 경추 신경근(Cervical nerve root) 병변으로 인해 경부 근육들이 불수의적으로(Involuntary) 주기적 혹은 간헐적으로 수축됨으로써 발생하는 사경이다. 흉쇄유돌근이 경련이 일어나면서 단축되는 것이 특징적으로 나타나면서 경추부, 견갑부에 심한 통증이 나타나고 간혹 두통이나 흉추부 통증도 나타나게 된다. 자다가 일어난 후 발생했다고 하는 경우도 많고, 간단한 운동 하다가 발생하는 경우도 있다.

근골격계의 구조적 기능부전이 원인?

이런 문제가 제11번째 뇌신경인 부신경(Accessory nerve)이 흉쇄유돌근에 운동신경으로 작용하는 데 이와 관련돼 나타나는 경우가 많아서 경정맥공(Jugular foramen)을 통과하는 부신경 주변의 병변이나 후두골과 제1경추사이 관절인 후두환추 관절(Occipitoatlantal joint)의 불안정(Instability), 고정(Fixation), 기능부전(Dysfunction) 등을 치료해 주면 통증과 운동 제한에 즉각적인 효과가 있을 때가 많다.

자주 반복된다면?

하지만 이러한 환자에게 여러 스트레스가 많은 경우에는 자주 반복되는 것이 문제이다. 이렇게 자주 반복되는 환자에게는 전체적인 접근이 필요하다. 후두 환추 관절의 문제는 대부분 몸 전체 통합능력인 골반의 동적평형 반사(Dynamic balance reflex), 내이(Inner ear)의 미로 반사(Labyrinthine reflex), 시각 정위 반사(Visual orientation reflex), 긴장성 목 반사(Tonic neck reflex) 등과 관련된 문제의 보상성으로 긴 세월 동안 지속해서 변하면서 발생한다는 것이다.

즉, 골반 천장관절, 부정렬을 해결하는 게 중요하고 경흉추 횡격막(Cervicothoracic junction diaphragm), 흉요추 횡격막(Thoracolumbar junction diaphragm), 골반 횡격막(Pelvic diaphragm) 등을 정상화하는 것이 중요하다.

만약 적절하게 해결되지 않으면 두개천골운동의 제한 등이 심화되고 후두골과 제1경추의 보상성 변화가 심해져서 경정맥공이나 대후두공(Foramen magnum)의 압박 증상이 나타날 수 있고 후두골이나 환추의 고정으로 인한 증상이 나타날 수도 있다.

이러한 증상을 나열하면 구역반사(Gag reflex) 소실, 연하곤란(Dysphasia), 혀 뒷면 미각 소실, 목젖 편향(Uvula deviation), 침 분비(Salivaization) 증가, 소리 못 냄(Aphonia), 발성장애, 인두 혹은 후두 근육 경련, 식도 근육 경련, 분문 연축(Cardiospasm), 유문 연축(Pylorospasm), 연구개의 마비(Soft palate paralysis), 기침, 위 기능 장애, 심장 부정맥, 호흡 기능 장애, 흉쇄유돌근 또는 승모근 기능 장애, 경추 근육들의 과다 긴장 등이 나타날 수 있다.

주상골 부골 증후군에 대해

부골 증후군?

발에서 주상골은 발목과 엄지발가락을 연결해 주는 족골(Tarsal bone)의 하나로 발의 전후·내외측 족궁(Foot arch)이 유지되는 지표자로서 흔히 사용되는 뼈이다. 발의 탄력을 유지하는 가장 강력한 근육의 하나인 후경골근(Tibialis posterior m.)이 붙게 되고 보행 시, 내회전이나 외회전이 반복될 때 많은 부하가 가해지는 곳이다. 인구의 10~14% 정도가 주상골에 부골(Accessory bone 정상적인 뼈가 아닌 추가로 생겨난 뼈)이 발생하는 것으로 보고 되고 있으며 간혹 X-Ray에서 골절로 오인되는 경우도 있다.

치료는?

그렇다고 부골을 가진 모든 경우에서 증상이 나타나는 것은 아니다. 보통 10~15세 정도 나이에 활동량이 많아지면서 증상이 나타날 때가 많으며 외상으로 충격을 받거나 과도한 활동과 관련이 있다. 대개는 약물치료, 물리치료와 함께 휴식과 발목 근력 강화 및 밸런스 운동 등으로 호전된다. 또 발바닥에 아치를 받쳐주는 깔창을 활용하고 기능성 재활치료와 인대 강화 주사도 도움이 많이 된다.

자주 반복된다면?

그러나 이러한 치료로도 좋아지지 않고 후경골근 기능장애, 후천성 평발, 체중부하 불균형 등으로 인한 심각한 관절 합병증까지 이어질 수도 있다. 이런 경우에 수술적 치료를 하는 예도 있는데 수술 후에도 계속 불편함이 남는 등 후유증이 있는 경우도 많고 수술 후 재활하는 기간이 오래 걸려서 대개는 적극적으로 권유하지는 않는다.

하지만 평소 활동에 지장이 있는 경우가 많고 너무 증상이 심할 때도 있어서 해결해 줘야 하는 데 이럴 때는 근골격계 회복력에 관계된 골반의 동적 평형 능력 치료가 도움이 된다. 말하고 씹고 삼키고 또는 상체를 움직이거나 상지를 사용하더라도 골반의 천장관절에서 저절로 동적 평형이 이뤄지게 하는 능력이 있는데 심한 주상골 부골 증후군(Accessory navicular syndrome) 환자에게서는 이게 쉽게 이뤄질 수 없는 상태로 있다는 뜻이다.

후두골(Occipital bone)과 천골이 뇌경막(Duramatar)으로 연결돼 있어서 뇌척수액(Cerebrospinal fluid)의 순환, 흡수에 관여하면서 중추신경계, 자율신경계가 잘 작동하도록 지속적인 상관성을 가지고 움직여야 하는 두개천골 움직임을 회복시키면서 동적 평형에 주로 관여하는 허리, 골반, 고관절에 작용하는 근골격계 조직을 치료해 주면 점점 회복력이 나아지게 된다.

하지만 증상이 심할 때는 하지나 발의 기능을 유지해 주는 근육이 많이 약화돼 있고 관절을 유지하는 인대 등이 많이 손상돼 있어서 지속해서 치료를 하면서 회복력을 끌어 올려줘야만 한다. 이때 약물이나 깔창, 충격파 치료, 인대 강화주사 등도 사용하게 된다.

특발성 측만증에 대해

척추 측만증이란?

척추의 측만곡이 생기는 원인을 특별히 알 수 없을 때 특발성 측만증이라고 하고, 선천성 기형이나 뇌성마비, 근이영양증 등과 같이 명확한 원인이 있는 경우는 '이차성 측만증'이라고 한다. 측만증 중 거의 80~90% 정도인 특발성 측만증의 원인을 밝히기 위하여 오랜 기간 연구를 진행해 왔지만, 아직도 정확한 원인을 밝혀내지는 못하고 있다.

특발성 측만증의 원인으로 유전적 요인, 자세의 평형, 중추신경계, 추간판, 성장률, 근육의 기능, 비대칭적인 추골의 성장률, 뼈와 관절의 조직학적 연구 등 많은 연구가 진행되고 있다.

진단과 치료

측만증은 다면적이고 복합적인 원인에 의해 발생한다고 보고 있으며, 쉽게 해결되진 않지만 조기 진단을 통해 적절한 치료를 해야만 하는 것은 명확하다. 측만증이 진행되어 추골이 쐐기형으로 변형되고 늑골의 비틀림이 발생한 상태에서 진행하는 치료는 측만증이 회복되는 데에 한계가 있기 때문이다. 조기 진단을 통해서 특발성 측만증이 확인된 경우의 치료는 전기자극 치료나 보조기 치료를 할 수 있고 운동 요법 등을 시행할 수 있다.

통합의학적인 치료

특발성 측만증의 치료는 근육의 기능을 잘 유지하면서 불균형을 초래하는 근골격계의 기능부전 치료가 중요하다. 아울러 신경계의 근육 조절력의 균형 문제를 해결하는 것도 꼭 필요하기에 근골격계와 신경계를 같이 치료하다 보면 두개천골리듬과 뇌척수액의 생산, 순환, 흡수, 그리고 뇌막의 긴장도 등을 전체적으로 잘 조직화하고 조화롭게 해결되도록 해야 한다.

특발성 측만증의 국소적인 근육에 대한 치료로 근막 이완, 유발점 치료, 그리고 근골격계의 고유감각 수용기 자극치료 등이 있고, 특히 심부 척추근들의 불균형, 방추세포의 비대칭적인 신장 감수성과 변형 등에 대해 많은 치료를 하게 된다. 거의 모든 특발성 측만증 환자에서 두개천골 1차 호흡 긴장 장애가 나타나면서 증상이 악화되고 통증도 동반되거나 다른 증상이 나오게 되는 것을 확인하는 경우가 많다. 이러한 증상으로는 두개구강하악계 장애가 대표적이고 부정교합도 흔하게 동반됨을 볼 수 있다.

특발성 측만증 환자의 다른 증상인 두개기능 이상(cranial fault) 혹은 상부 경추 아탈구와 고정(fixation)은 미로 수용체, 시각적 정위반사, 머리-목 반사들로부터의 신경 자극 혼란을 일으켜 신경 부조화의 가장 많은 원인이 되고 있다.

그 외에도 골반 불균형이나 발의 이상으로 보행 기능 이상이 흔히 나타나게 되면서 지속적인 동적 평형이 문제가 된다. 또한 척추기립근, 요방형근, 외복사근도 자주 문제가 되기 때문에 경막 비틀림, 종사 거상과 같은 경막 긴장을 해결하는 것이 아주 중요한 치료가 될 수 있다. 그러나 경막의 긴장 해결이나 두개천골리듬 활성화는 중력장에 대한 저항으로 근골격계의 기능과 움직임이 원활하게 작동하도록 하기 위한 것으로서 척추 분절 기능을 위해 운동치료, 도수치료, 주사치료를 시행하고 특히 자율신경계 기능을 위해 내장기능을 위한 여러 가지 통합 치료를 시행할 수 있다. 이런 과정을 통해 두개천골리듬을 회복시키며 능동적인 호흡운동으로 강화시켜가며 치료를 하게 된다. 이러한 내장계 움직임의 중요함 때문에 내장기 도수치료가 필요하며 이 경우 내장기 고유 진동 주파수에 대한 공명파 치료를 시행할 수도 있다.

호흡운동은 골반 안정화를 위해 코어운동과 횡경막 호흡을 사용하면서 각 척추분절과 늑골 호흡을 통해 변형된 척추와 흉곽에 동적 평형이 유지되도록 훈련하게 된다.

일상 생활에서도 적용하며 척추측만증이 심화되는 것을 예방하고 펴진 척추를 유지하도록 하는 것을 치료의 기본 방향으로 한다.

Chapter IV
중심이 바로서야 건강하다! 중심축 척추

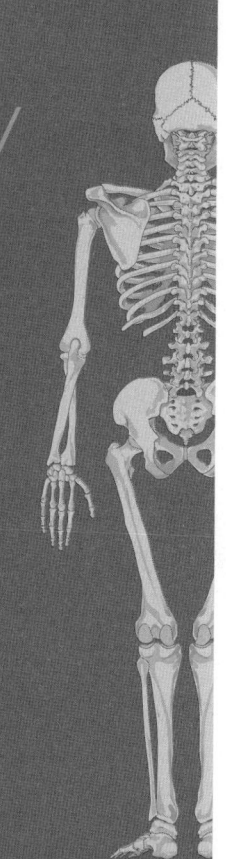

일자목과 거북목 증후군에 대해

거북목이란?

목을 앞으로 뺀 자세를 거북목 자세라 한다. 만성적인 목 통증이 있거나, 목에 통증은 못 느껴도 다른 근골격계에 통증이 있어서 경추 X-Ray 검사를 하면 일자목이나 거북목으로 경추 만곡이 변한 것을 흔히 보게 된다.

목뼈(Cervical Spine)는 7개인데, 정상적으로는 C자 형태의 경추 전만곡(Cervical Lordosis)을 이룬다. 만곡 소실(Loss of Cervical

Lordosis)과 함께 직선적으로 변해서 1자 형태가 된 것을 일자목, 더 심해져 C자가 거꾸로 된 형태를 거북목이라 한다.

정보화가 진행되면서 모니터에 눈을 고정하고 집중한 채 오래 앉아 있고 핸드폰을 많이 사용하면서 훨씬 심한 경우가 많아진 것으로 생각된다. 거북목이 되면 생체역학적으로 목에 훨씬 많은 하중이 걸리면서 뒷목과 어깨 통증, 두통, 근막 통증 증후군(Myofascial Pain Syndrome)이 흔히 동반되고, 오래 진행되다 보면 골반 동적 평형 능력(Dynamic Pelvic Balance) 약화 등이 유발된다.

거북목의 증상

통증이 있는 경우 약물이나 주사, 물리치료 등을 시행하는데, 대개 통증에 대한 증상 호전은 쉽게 나타난다. 하지만 경추 만곡의 변화는 쉽게 회복되지 않아서 거북목이나 일자목에 대해서는 스트레칭이나 운동 요법 등을 시행하거나 올바른 생활습관과 자세를 취하도록 생활 가이드를 제시해 준다.

단순히 고개를 드는 것만 중요한 것이 아니고 처진 어깨, 둥글게 된 등허리를 해결해야 하는데 어깨를 펴고 고개를 꼿꼿이 하는 노력을 해야 한다. 문제는 이런 노력을 많이 하는데도 나중에 X-Ray를 검사해 보면 별로 나아지지 않는 경우가 많다는 것이다.

거북목이 쉽게 해결되지 않는 이유에 대한 고찰

머리는 제1경추가 받침대로 작용하면서 목뼈 위에서 균형을 이루며 지렛대의 원리로 지지가 된다. 머리의 무게중심이 이 받침대(후두환추 관절, Occipito-Atlantal Joint) 앞쪽에 위치하게 되면서 굴곡근(Flexor Muscle)은 중력의 도움을 받아 작용하게 되고, 신전근(Extensor Muscle)은 중력에 반대로 작용하게 돼서 의식 상태에서 몸을 세우면 신전근은 항상 어느 정도 긴장 상태로 있게 된다.

경추의 움직임은 눈과 귀의 자극을 통해 목적을 가지고 움직일 때가 대부분이다. 목을 앞쪽으로 구부리려고 할 때 주로 흉쇄유돌근(Sternocleidomastoid Muscle)이 작용하는데, 이때 신전근의 대응 긴장이 있는 상태에서는 머리의 신전을 동반하는 경추 전만이 증강되고, 경추 앞 심부 굴곡근(Prevertebral Flexor Muscle)이 긴장되면서 흉쇄유돌근이 작용하면 경추는 굴곡되고 머리도 굴곡된다.

눈동자의 움직임에 맞춰 후두하 삼각근(Suboccipital Triangle Muscle)의 적절한 긴장, 귀의 평형기관이 잘 작동되도록 하는 턱관절 운동 근육 및 경추 심부 근육들의 적절한 긴장으로 경추 각 분절의 안정이 이루어지면서 굴곡근이 작동해야 한다. 이런 심부근육들의 적절한 긴장과 동적 평형이 이루어지지 않은 상태에서 목을 많이 사용하면 점점 경추부 정렬이 어긋나고 근육들의 긴장이 증가하면서 일자목, 거북목 형태로 진행하는 것이다.

신전근은 후두하근군(Suboccipital Muscle)과 최장근(Longissimus Muscle), 반극근(Semispinalis Muscle) 등이 내부구조 안정에 필요한 적절한 긴장이 있어야 하고, 경추 앞 굴곡근은 전두직근(Rectus Capitis Anterior Muscle), 외측 두직근(Rectus Capitis Lateralis Muscle), 두장근(Longus Coli Muscle), 설골 상하근(Hyoid Muscle) 등이 있다. 이런 복합적이고 다면적, 입체적 움직임은 의지적이고 수의적인 움직임을 넘어서는 것이다.

거북목에 대한 적극적인 대책 – 근골격계 자동조절 시스템 치료

핸드폰을 사용하거나 상체를 사용할 때 우리 몸은 중력장에 대항하여 구조를 유지하면서 눈과 귀의 활동, 혀와 안면부의 근육활동, 호흡과 상지를 사용하게 된다. 이때 중력장에 대항하는 구조는 이미 자동으로 작동하고 있다.

우리 몸은 서있거나 서서 움직일 때는 발을 기초로 하여 횡격막과 코어근육이 작동하면서 골반과 하지가 힘을 써서 중력장에 대항하여 구조를 유지한다. 반면 앉아 있을 때는 골반과 고관절을 기초로 하여 횡격막과 코어근육이 작동하면서 허리와 골반, 고관절 근육이 중력장에 대항하여 구조를 유지하면서 양하지와 발은 거의 휴식 상태에 있게 된다.

일자목이나 거북목의 변형이 진행된다는 것은 지속해서 앉아서 또는 서서 활동할 때 중력장에 대항하는 기초가 불안정하거나 비틀려 있을 때 훨씬 목의 구조를 유지하기가 어렵다는 뜻이다. 이때 호흡과 더불어 내장 움직임과 연계되면서 구조를 유지하는 힘이 코어근육인데, 이 활동은 직접적으로 골반의 활동과 관련이 있다.

골반의 움직임을 가장 쉽게 머릿속으로 그려보는 것은 벨리댄스를 연상해 보는 것이다. 전후좌우 상하 움직임을 만들어 낼 수 있는데, 이는 많은 훈련이 필요하고 일부의 움직임은 내 의지적인 자세, 운동 방법만으로는 해결되지 않는 물리적인 근골격계 자동조절 시스템이 무의식적으로 적절하게 작동해야 가능하다는 것이다.

그런 무의식적인 조절을 위해서는 골반과 고관절, 그리고 연계된 하지와 허리의 근육과 관절 같은 근골격계 시스템이 정상적인 상태를 유지해야 한다. 이는 해부학적인 정상 구조를 유지한다는 의미를 넘어선다. X-Ray나 MRI에서 정상일 뿐만 아니라, 근골격계의 정상 작동에 필수적인 요소인 고유감각(Proprioception) 능력도 중요하다는 뜻이다.

통증이나 온도, 촉감, 진동을 느끼는 것뿐만 아니라, 내 근골격계 구조의 상태를 감지하는 관절과 관절막, 그리고 인대 등에 있는 고유수용체(Joint Proprioceptive Receptor), 근육의 근방추(Muscle Spindle), 건의 골지체(Golgi Tendon Organ)에서 자극이 신경계로 입력되어야 한다. 이 작용의 가장 큰 부분이 골반의 천장관절 주변에 있다.

그래서 거북목, 일자목에 대한 치료는 이 부분을 적극적으로 확인해야 하며 자가 치료 노력이나 운동도 여기에 많은 집중을 해야 한다. 이런 노력만으로 부족할 때가 많아서 구조 안정이나 회복력 강화를 위해 천장관절 주위와 요천추부의 주사 요법을 시행한다.

요천추부 골격의 이상과
만성 요통 관리에 대해

요통을 호소하는 많은 환자에게서 X-Ray 소견상 요천추 (Lumbosacral Vertebrae) 시상면 만곡(Saggital Curve) 이행부 근처 골격의 이상을 발견할 수 있다. 이러한 요천추 동적평형 (Lumbosacral Dynamic Balance)의 시상면 벡터(Saggital Vector) 이행부 골격(Transitional Vertebrae) 이상은 직접적으로 요통의 원인과는 관련이 없을 때가 많다.

하지만 이는 요추 및 골반의 정상적인 운동 기전을 방해해서 요추부나 골반의 불안정성을 유발하기도 하고 동적평형을 어렵게 만들어 두개천골움직임의 제한이 쉽게 발생할 수 있다.

요천추부 골격의 이상이 있다면?
가장 흔한 골격 이상으로는 ▲요추의 천추화, 반천추화(Sacralizations, Hemisacralization) ▲제5요추 횡돌기(Transverse Process) 신장 ▲척추 이분화(Spina Bifida) ▲극돌기(Spinous Process), 요천추각(Lumbosacral Angle), 후관절(Facet Joint)의 이상 ▲협부(Pars Interarticularis, Isthmus) 결손 ▲척추 분리증(Spondylolysis)과 척추 전방 전위증(Spondylolisthesis) 등이 있다.

천추화의 소견은 인구의 약 3.5%에서 볼 수 있는데, 편측 혹은 양측 횡돌기가 길어서 가관절을 형성하거나, 장골 및 천추와 관절을 이루거나 유합돼 나타나는 것이다. 척추 이분화는 추궁판(Lamina)이 결손돼 나타나고 인구의 약 5% 정도의 비율이며 자체로 통증은 드물다. 극돌기가 과도하게 길어 상하 극돌기가 접촉을 이루는 경우를 볼 수 있으며 이를 키싱 스파인(Kissing Spine)이라고 한다.

특히 요추 전만(Lumbar Lordosis)이 증가되거나 추간판

(Intervertebral Disc) 간격이 좁아진 경우 잘 접촉되고 주위에 활액낭(Bursa)을 형성해 동통을 유발하는 원인이 된다. 정상적으로 요추의 후관절(Facet Joint)면은 시상(Saggital)이고, 요천추부에서는 관상(Coronal)으로 된다. 그러나 이때 좌우 양측의 배열이 서로 비대칭인 경우를 후관절 배열의 이상(Tropism)이라고 부르며, 요천추부의 정상 운동기전을 방해해 쉽게 추간판이나 돌기 관절의 퇴행성 변화를 초래할 수 있다.

척추 후궁의 협부에 편측 혹은 양측성 결손이 있는 경우를 척추 분리증(Spondylolysis)이라고 하며, 척추 분리증이 진행돼 추체가 전방으로 전위될 때 이를 척추 전방 전위증(Spondylolisthesis)이라고 한다. 그리고 협부의 결손 없이 척추 후관절의 이상으로 추체가 전방 전위되는 것을 가성 척추 전방 전위증(Pseudospondylolisthesis)이라고 하며, 이는 나이에 따른 퇴행성 변화라고 생각된다.

일상에서 만성적인 변화에 대해 관리를 한다면?
이러한 다양한 형태의 변화와 결손이 있더라도 요천추부의 정상 운동 기전이 잘 일어나고 코어근육과 두개천골리듬이 잘 작동할 때는 증상이 별로 없다. 하지만 잘 관리가 되지 않으면 근육의 불균형, 관절의 비틀림과 기능부전, 디스크의 변화, 관절의 불안정과 염좌 등이 진행되면서 자주 통증이 오게 되고 만성적인 기능 변화와 구조적 변화가 진행되게 된다.

심한 디스크 손상이나 척추관 협착으로 통증이 심하다거나 신경 압박 증상이 있는 경우, 또 과도한 척추 전방전위 등이 있을 때는 MRI 등의 정밀검사도 필요하고 수술적 치료가 필요할 수도 있다. 하지만 대부분은 증상이 없거나 물리치료나 약물치료를 하면 증상 회복이 된다. 이런 경우 얼마나 요천추부의 정상 운동 기전을 잘 유지하느냐가 중요한 문제가 된다. 요천추부는 보행 시 좌우가 번갈아 체중 부하를 할 때 수평면에서는 서로 반대로 회전하면서 시상면에서는 자기 몸의 체중을 앞뒤로 지속해서 균형을 맞춰야 하는 곳이다.

이 기능이 잘 유지되려면 천장관절 움직임이 정상적이고 코어 근육이 잘 작동해야 쉽게 이뤄질 수 있다. 그렇지만 이 기능은 신경계의 자율신경시스템(Autonamic Nerve System)이나 근골격계에서의 자동조절시스템(Lumbopelvic Dynamic Balancing System)

이 많은 영향을 주기 때문에 본인의 의지, 자세, 운동만으로는 잘 해결이 안 될 때가 많다. 쉽게 이뤄지려면 두개천골움직임이 잘 작동해야만 가능한데, 이를 잘 치료를 해줘야 할 경우가 많다.

요천추부 골격 이상이 있을 때 지속해서 두개천골리듬을 확인해 잘 유지되게 치료해주고, 이 움직임을 본인이 스스로 느끼게 해주는 것이 아주 중요하다. 천장관절 움직임과 코어근육을 스스로 느끼고 잘 작동하게 하는 요천추 골반 내부 운동과 스트레칭, 그리고 그 움직임에 맞춰진 운동 등이 만성 요통 관리의 핵심이라 할 수 있다. 이런 노력만으로 부족할 때가 많아서 구조 안정이나 회복력 강화를 위해 천장관절 주위와 요천추부의 주사 요법을 시행한다.

후종인대 골화증에 대해

후종인대 골화증이란?

목 부위 경추부터 꼬리뼈 근처 천추까지 척추 전체를 위에서 아래까지 정렬하기 위해 인대가 존재하는데 척추체 앞쪽으로 전종인대(anterior longitudinal ligament), 뒤쪽으로 후종인대, 더 뒤쪽으로 황색인대(yellow ligament)가 있다. 이 중 후종인대가 뼈처럼 굳는 골화를 일으켜 척추관을 지나는 신경을 압박해 증상이 생긴 경우를 후종인대 골화증(ossification of posterior longitudinal ligament)이라 한다. 원인은 불명확하고 주로 40대 이상의 남자에게 생기며 목 부분에 주로 발생하고 드물게는 흉추부에도 생길 수도 있다.

증상과 진단

증상은 경부의 통증, 굳어지는 느낌이 있다가 점점 진행되면 팔이나 손의 저림, 감각 저하, 근력 저하 등이 나타난다. 이후 심해지면 보행 장애나 배변, 배뇨 장애가 나타날 수도 있고 외상으로 인해 팔다리 마비가 올 수도 있다. 진단은 X-Ray나 CT로 잘 알 수가 있고 MRI가 필요한 경우도 있다.

치료

치료는 비수술적 방법으로 안정과 운동 제한, 약물치료, 그리고 보조기나 물리치료 등을 시행하는 데 약간의 일시적인 효과는 있을 수 있지만, 지속해서 진행되는 경우 상태가 나빠지는 것을 해결하기에는 한계가 있다. 그래서 조기에 발견되거나 증상이 심하지 않더라도 협착이 심할 때는 예방적 목적의 수술을 진행하기도 한다.

환자로서는 증상이 심하면 수술적 치료를 선택하지만, 심하지 않을 때가 많고 수술이 상당히 광범위하게 진행되기 때문에 예방의 방법이나 다른 대안 치료를 원하는 경우가 많다. 대개는 골화가 더 진행되면서 신경 손상이 더 커지기 때문에 '실질적 효과가 없는 치료를 막연히 하고 있다'거나 '더 나빠져서 수술할 때만 기다린다'는 생각을 자연스레 하게 되면서 뭔가 다른 치료를 원할 때가 많다. 이런 경우 후종인대나 척추관(spinal canal)의 경막(duramatar)에 과도한 비틀림이나 불안정에 영향을 준다고 생각되는 요소들을 치료하는 것이 도움 될 수도 있다.

생체역학적인 고찰과 통합의학적인 치료
두개골 중 후두골(occiput)의 대후두공(foramen magnum)에서부터 척추 경막(spinal dura)이 시작되는데 제2·3 경추에 후종인대와 같이 부착되고 중간의 척추관에서는 부착부가 없이 튜브처럼 내려오다 제2천추에 단단하게 고정된다. 그 밑에서는 종사(film terminale)로 꼬리뼈까지 내려오게 되고 천골공(sacral hiatus)을 통과해 꼬리뼈 골막(periosteum)과 합쳐지게 된다. 그래서 후두골, 제1·2 경추, 천골과 천장관절의 적절한 기능, 그리고 해부학적 위치, 생리학적 움직임을 회복해 주는 치료를 하게 된다.

대후두공에는 두개골 뇌막(cranial dura)도 부착되고 제1경추에도 연결부가 있어 두개골 움직임, 특히 접형기저부(sphenobasilar junction)의 움직임이 중요하게 여겨지고 뇌막의 긴장감, 뇌척수액의 생산, 순환, 흡수와 관련이 많다고 여겨진다. 뇌막의 긴장감이나 뇌척수액 문제는 내장기관(visceral organ) 움직임과 관련이 많아 자율신경계 척추 반사 요법(chiropractic manipulative reflex technic)이나 내장기 도수치료를 시행하게 된다. 이런 노력만으로 부족할 때가 많아서 구조 안정이나 회복력 강화를 위해 천장관절 주위와 요천추부, 그리고 각 척추 분절이나 체간 관절 등에 주사 요법을 시행한다.

흉요추 이행부 증후군에 대하여

흉요추 이행부 증후군이란?

갑작스러운 활동과 함께 나타나는 대표적인 증상이 요통인데 대개는 과사용이거나 만성적인 문제와 함께 구조적인 회복력 문제와 겹쳐서 나타나게 되는 것 같다. 요즘 진료실에서 간혹 심한 요통은 아니지만 흉요추 이행부의 만곡이 과도하게 뒤로 굽어져 있으면서 반복되어 나타나는 요통을 호소하는 경우를 간혹 보게 된다. 다양한 형태의 증상이 동반되기도 하지만, 주로 이런 형태의 요통을 흉요추 증후군 또는 마인 증후군(Maignes syndrome) 이라고 한다.

흉요추 부위가 과도하게 압박되면서 그 분절의 척추신경에서 나오는 후각 분지가 압박되면 나타나게 되는데 이 분지는 허리 하단부와 골반 장골능 근처로 분포하는 감각신경이다. 그래서 대개는 일측성으로 온다. 환자는 자꾸 등이 굽어진다고 표현할 수도 있으며, 본인도 모르게 진행되면 가족이나 주변 사람들에게서 등이 많이 굽는다는 얘기를 갑자기 자주 듣는다고 할 수도 있다. 근골격계는 중심축과 우리 몸의 구조의 틀을 형성하며 지속해서 3차원적인 구조를 유지하며 회복력을 발휘하는 시스템이다.

흉요추 이행부의 구조적인 중요성

이중에서도 흉요추 이행부는 사람의 전체적인 구조에서 무척 중요한 역할을 한다. 흉추는 등으로 볼록한 후만곡 형태를, 요추는 반대로 배 쪽으로 볼록한 전만곡 구조를 가지게 되어 몸 전체 시상면에서 전후 만곡의 중심 근처에 위치하게 되어 사람을 측면에서 보게 되면 등과 허리가 거꾸로 된 'S'자 형태를 보게 되는 것이다.

이때 흉요추 이행부 앞쪽 내부는 횡격막이 작동하게 되는 데 호흡을 하는 핵심 근육으로 작용하면서 흉곽과 복강을 나누게 되는 구조물이다. 흉곽에서는 심장이 뛰면서 호흡이 일어나는 공간을 유지해 줘야 하고 특히 흉곽과 폐실질 공간 사이의 늑막 공간을 음압으로 유지하면서도 그 압력이 균등하게 분포될 수 있게 구조적으로 유지를 해주어야 한다.

복강에서는 많은 내장 기관이 있는데 적절한 구조와 기능을 하면서 모틸리티(motility, 내장 기관 고유 움직임) 와 모빌리티(mobility, 횡경막 움직임에 따라 내장 기관 움직임)를 갖고 움직이는 데 이때 기립하게 되는 인간은 흉곽의 음압 유지와 횡격막 움직임과 관련되어서 많은 내장 움직임이 자동 조절되는 것이다.

우리 인간은 기립하면서 발과 골반의 균형을 유지하면서 회복하는 시스템을 발휘하게 되는데 이때 호흡과의 연계된 체중이동 시스템(locomotor system)을 가지게 된다. 이 부분 중 복강과 골반강을 유지하는 부분이 코어근육 군이고 이 코어근육과 요추 및 골반과 하지를 연결해 주는 부분이 장요근(iliopsoas muscle)이라 할 수 있다. 장요근은 흉요추 이행부에서 시작하여 요추 마디마디에서 기시하게 되고 골반의 앞쪽 서혜인대 밑을 지나 다시 뒤쪽으로 사타구니 안쪽 뒤쪽에 있는 대퇴골 소전자부에 부착되어 작용하게 된다.

우리가 발과 하지를 이용하여 체중이동이나 보행 시 골반의 전방 경사각을 적절하게 유지하면서 전후 동적평형이 일어나고 이 움직임이 호흡과 구조적으로 연계될 수 있도록 하는 부분이라고 봐야 하겠다. 이것은 상부 요추까지 내려와서 부착되는 횡격막의 좌우 각(crus), 그리고 횡격막과 연계된 요근의 근막이 중요하게 작동해야 하는 것이다. 이 부분에서 요근, 장근 의 기능이 약해지면서 골반 전후 동적 평형기능이 약해지면 요추 전만곡이 소실되면서 흉요추 증후군이 나타날 가능성이 커지고 갑작스러운 운동 등으로 악화하게 된다.

치료

치료로서 통증에 대해서는 비교적 쉽다. 좀 쉬면서 진통소염제, 물리치료로 거의 증상은 없어진다. 문제는 반복되는 것이다. 예를 들어 골프 같은 운동은 오른손잡이 같은 경우 스윙 동작 속에 전후 동적 평형이 골반에서 일어나면서 마무리 동작에 좌측으로 체중이 완전히 넘어가게 되는 데, 이때 횡격막 호흡과 코어근육과 연계된 흉요추 위의 안정이 무척 중요하며 그래야만 흉추에서 회전 동작이 쉽게 일어날 수 있다는 것이다. 만약 흉요추 이행부의 적절한 기능이 없으면 목이나 허리, 골반의 비틀림과 꺾임이 나타나면서 더 많은 증상이 나타나게 된다.

만성적인 통증에 대한 관리
흉요추 이행부의 기능을 회복하는 것이 중요한데 지속해서 횡격막과 코어근육을 잘 사용할 수 있게 해주는 것이 필요하다. 골프뿐만이 아니고 모든 운동이나 활동은 호흡과 횡격막 움직임과의 연계가 중요하기 때문에 흉요추 이행부의 적절한 기능과 장요근의 활동은 기본이라고 할 수 있다.

단순한 운동 교정이나 훈련으로는 약 20% 정도의 영향을 줄 수가 있지만 본질적으로 내장의 움직임, 두개천골 움직임 등 근골격계 자동 조절 시스템과 연계된 치료가 필요하다. 이때 골반과 발의 동적 평형과 공기의 흐름에 필요한 구강, 비강, 그리고 경추부의 구조 유지, 이와 연계된 횡격막 움직임과 흉곽 구조 유지 등에 관심을 가져야 근본적인 해결을 만들어 줄 수가 있다.

교통사고로 채찍질 손상을 당했다?

채찍질 손상이란?
채찍질 손상이란 간접적인 힘으로 목 부위가 갑자기 젖혀지게 돼 발생한 손상을 말한다. 경추의 인대와 근육들이 과도하게 늘어지면서 휘는 모양이 순간적으로 채찍질과 비슷한 모양을 보여주기에 채찍질 증후군이라 부른다.

교통사고와 같이 급격한 감속 상황에서는 갑자기 앞으로 과도하게 굽혀진 후 뒤로 과도하게 젖혀지면서, 가속 상황에서는 그 반대의 순서로 목뼈 및 그 주변 조직들이 손상되게 된다. 목이

가속이나 감속 때문에 굽혀질 때 머리의 앞 굽힘은 턱이 가슴에 닿아 제한을 받게 되고 외측 굽힘은 귀가 어깨에 부딪히면서 멈추게 된다. 그러나 머리 뒤쪽은 뒷머리가 흉곽 후면까지 꺾여 멈춰지면서 훨씬 손상을 많이 받는 환경에 놓이게 된다. 심할 때는 당연히 골절이나 신경 손상, 추간판 손상 등이 일어나게 되는데 이런 경우는 X-Ray, CT, MRI에 나타나게 되고 수술을 포함한 전문적인 치료가 필요할 수도 있다. 경증, 중등도 또는 심한 채찍질 손상에서 근육이나 근막, 인대 등 결합조직 손상을 동반되게 되는데 작고 크게 다치거나, 과도하게 긴장되거나 늘어나거나, 압박되거나 찢어지거나 심하면 파열될 수도 있다. 심하게 목이나 머리의 움직임 제한이 동반되면서 오는 경부 통증은 3주 정도의 부목고정이 필요하다.

증상은?

대부분 증상은 목 통증을 동반한 목과 머리의 움직임 제한, 팔이나 등 쪽을 찌르는 듯한 통증, 두통, 현기증, 졸음, 어깨 및 등으로 이어지는 목의 긴장 등인데, 가벼운 경우는 물리치료와 약물 및 주사 요법으로 차차 호전돼 가지만 만성 목 통증으로 넘어가는 경우도 아주 많아서 충분한 치료가 필요하다고 생각하는 것이 좋다.

치료는?

통증 중심화(pain centralization response)와 고유수용감각 변화(proprioceptive deficits), 신경근 기능장애(neuromuscular dysfunction)가 동반되면서 대개 1~6개월 이상 통증이 지속되는 경우를 만성 목 통증이라 하는데 일차적으로 감각 운동계의 손상을 의미한다. 이런 경우는 한가지 치료가 아닌 다양한 치료가 효과적이다. 물리치료 및 주사, 약물요법을 포함해서 운동 치료와 적극적인 방법으로 도수치료를 많이 시행하는데 가동술, 교정술 등을 시행하는 것이다. 운동은 능동운동과 신장 운동(active motion and stretching), 근력강화 운동도 시행하지만 주로 고유감각 운동과 감각 운동 훈련을 시행한다.

가동술은 연부조직 가동술(soft tissue mobilization), 근육 및 근막 이완술(myofascial release), 스트레인 카운터스트레인 기법(strain-counterstrain technique), 자세 이완술, 근에너지 기법(muscle energy technique) 등이 있다. 아주 효과적이고 결과가 아주 좋은 경우가 많은데 능숙하고 숙련된 치료 능력이 중요하다.

일반적인 치료로 해결이 안되는 경우는?

대부분은 이런 치료로 좋아지는데, 가끔은 시간이 지날수록 무기력해지고 집중력이 떨어지면서 호전이 안 되는 경우도 있고, 만성적으로 통증과 기능 부전 증상들이 반복될 때가 많이 있다. 경막과 두개천골리듬의 손상으로 근골격계 신경계 통합이 안 되면서 회복력 작동이 안 되면 이런 증상들이 나타나게 된다.

이 경우는 두개천골리듬을 이용한 치료로서 기능 안정을 위해 쐐기모양 블록킹을 시행하고 두경부와 척추 분절 및 골반에 좌우 균형과 적절한 긴장을 위해 주사요법을 사용하여 두개골과 골반의 천골이 동시성을 가지고 공명하듯이 작동되는 것을 돌려주면 적절한 기능 회복이 시작되고, 이때 다른 치료를 병행하면서 호전되는 것을 경험하게 된다.

일상에서 힘은 허리에서

급성 요통에 대해서

진료실에 있다 보면 요통을 호소하는 환자들을 가장 많이 보게 된다. 너무 아파서 걷기 힘든 것은 물론이고 허리를 펴지 못하는 경우도 있고, 아예 들것에 실려서 오는 경우도 있다. 요통 자체가 발생하는 원인과 과정, 병적인 상태의 정도는 너무 다양해서 어찌 보면 환자 개개인의 경우 하나하나가 다르다고 봐야 할 것이다.

넘어지거나 부딪치거나 또는 무거운 것을 들다 발생한 외상이 동반되는 경우도 많지만 전혀 외상이 없는 경우도 있다. 자세에 따른 통증 변화도 다양하다. 허리를 펴면 아픈 경우, 반대로 구부리면 아픈 경우도 있다. 또 서거나 앉거나 눕거나 다 아픈 경우도 있지만 어떤 한 자세에서만 아픈 경우도 있다.

통증이 허리에만 있는 경우도 있고, 골반, 꼬리뼈 쪽, 허벅지나 장딴지, 발목이나 발까지 둔하게 오는 전이통(Referred Pain)도 있다. 전기가 오듯이 쩌릿하게 오는 방사통(Radiating Pain)도 있고, 심하면 운동장애나 감각장애, 자율신경계 장애도 동반된다. 수면 과정과 관계가 있는 경우도 있고, 없는 경우 또한 많다. 자고 일어나서 심하게 아파져 오는 경우도 있고, 자기 전에 누우면 아픈 경우, 자다가 아파서 잠이 깨고 못 자는 경우도 있다. 운동과도 다양한 형태로 관련이 있고, 호흡이나 식사, 음주와 관계가 있는 경우도 있다.

가끔 어떤 모임 등에서 자연스럽게 요통과 관련된 얘기가 화제에 오를 때 요통을 많이 치료하는 정형외과 의사로서 아주 당혹스러울 때가 많다. 기본 상식이 풍부하고 요통을 많이 경험했던 사람도 타인의 허리 통증이 본인과 비슷할 거라고 생각하고 다른 형태의 요통이 있다는 것을 이해하지 못하는 경우가 많다. 그만큼 본인의 경험이 강렬하고 치명적이었다는 의미라 생각된다. 하지만 대부분의 경우 허리 통증은 완전히 끝난 것이 아니다. 만성적으로 반복되거나 다른 형태로 바뀌거나 더 악화할 수도 있어 그 다음의 문제와 해결책을 이해시키려고 시도할 때도 있는데, 한두 번의 대화, 한두 시간의 의료지식의 전달로는 쉽지 않은 걸 매번 느낀다.

어쨌든 급성으로 심한 통증이 온다는 것은 "생명체의 자연적 회복력이나 보상적 활동으로 해결이 되지 않아 생체조직(뼈, 골막, 인대, 관절, 근육, 근막, 디스크, 신경, 뇌막, 혈관 등)의 손상이 급격히 발생하고 있다는 표현이다"라고 생각해야 할 것 같다.

진단과 치료

외상에 의한 골절, 미생물(세균, 바이러스) 감염에 의한 염증 그리고 종양이나 선천성 질환 등은 X-Ray, CT, MRI, 동위원소 검사(Bone Scan) 등의 정확한 진단과 적절한 치료(약물, 수술 등)가 필요하고 큰 병원에서 여러 진료과의 협진 등이 필수적일 수도 있다. 하지만 이런 경우는 전체 요통 환자 중 소수이고, 대부분은 허리와 골반 부위의 근골격계-신경계의 통합(Neuro-Muscular Integration)에 이상이 생겨 자동조절시스템-자율신경계의 회복력-이 적절하게 작동되지 않아 근육이 굳어지거나 기능을 잘 못하게 되고, 관절이 불안정 및 기능 부전이 오게 된다.

또 디스크 조직에 물과 영양공급에 문제가 생기게 되면서, 몸에 형태가 변형되다가 어떤 한계 상황(물리적, 정신적, 화학적 스트레스)을 넘게 되면 급성 조직 손상이 발생하면서 개개인의 다양한 현재 상태에 맞물려 증상이 나타나는 것이다.

진료실에서는 이런 의학적 이해를 바탕으로 여러 가지 검사를 통해서 확인하고 물리치료, 주사나 약물 요법, 신경차단 주사, 인대 강화 주사 요법, 그리고 운동치료, 도수치료 등을 시행하면서 단계적인 회복에 도움을 준다. 일차적인 목표는 빨리 통증을 제거하는 것이고, 두 번째는 반복되지 않게 하는 것, 세 번째 목표로는 지속해서 회복력이 작동하면서 환자 스스로 운동하고 일상생활을 영위하면서 자기 몸을 느끼고 회복력을 더 키워나갈 수 있도록 해주는 것이다.

결국 근골격계의 호흡과 균형에 대한 인지, 동적 평형을 느끼면서 회복력을 스스로 작동시킬 수 있게 도와줘야 한다. 이런 부분을 해결하기 위해서 효과적인 치료 방법이 두개천골운동(Cranio-Sacral Motion)을 이용한 SOT(Sacro-Occipital Technique), CST(Cranio-Sacral Therapy)과 정골요법(Osteopathy) 치료 등이다.

허리디스크와 도수치료에 대해

허리디스크에 대한 증상과 진단, 치료에 대해서는 네이버나 구글 등에 많은 자료와 치료 경험들이 있고 좋은 정보도 다양하게 있어 보이는데, 막상 본인이 그 진단을 받았을 때는 당황스러울 때도 있고 어떤 결정을 내려야 하는지 어려운 문제인 것으로 보인다.

① MRI를 찍을 것인가?
② 치료를 간단히 약물이나, 물리치료 정도로 해결될 것인가, 아니면 한의원에서 간단히 볼 것인가?
③ 너무 해결이 안 되고 통증이 심해 참을 수가 없어서 수술이나 시술 등을 고려해 볼까?
④ 수술이나 시술에 대한 합병증이나 재발에 대한 얘기가

> 너무 많아서 다른 방법으로 해볼까, 도수치료, 추나치료, 충격파, 프롤로 치료 등은 어떤가?
> ⑤ 수술이나 시술한다면 어떤 선택으로?
> ⑥ 최선의 선택이 수술이나 시술이었다면 그런 치료로 다 해결된 것인가, 그 이상의 재활치료나 도수치료가 필요한 것인가?

이러한 많은 질문이 던져지는데 답은 아주 개별적이며 본인의 현재 몸 상태에 따라 다르다고 할 수 있다. 일반적으로 허리디스크의 원인은 자세, 습관, 외상, 충격, 노화 등으로 표현하고 있다. 물론 나쁜 자세나 습관, 그리고 거기에다가 무거운 것을 들었다든지, 반복 작업을 했다든지 넘어지거나 다치면서 허리에 충격을 받았다든지 등이 더해지면서 현재의 아픈 상태가 발생하게 된 것이다.

그러나 여기에서 좀 더 깊이 본질적인 문제로 들어갈 필요가 있다. 아무리 좋은 자세를 잡고 좋은 습관을 지니려 해도 개인의 의식적인 노력만으로 안 되는 경우가 많다. 즉, 자율신경계 조절력(autonamic nerve system), 자동조절 시스템(dynamic balancing system)에 문제 해결의 80% 정도가 있고 의식적인 운동, 자세, 노력 등으로는 20% 정도밖에 영향을 못 준다는 것이다. 평소에 적절한 운동을 많이 했고 전문적인 관리를 했는데도 생기는 경우가 상당히 많다는 것이 그러한 이유에서 온다고 파악된다.

또 똑같은 작업을 수십 년 했는데도 이상이 없는 예도 있는데, 어떤 사람에게는 몇 달 만에 증상이 생기는 일도 있다. 70대가 넘었는데도 등산이나 스키, 골프를 하는 사람도 있는 반면에 10대 청소년이 심한 디스크로 수술을 하는 사례도 있을 수 있다.

근골격계 회복력에 대하여
이것은 우리의 근골격계(musculoskeletal system)에 스스로 회복되는 능력이 있는데 허리와 골반에서 특별한 기능을 해줘야 가능하기 때문이다. 오늘 등산을 했든 무거운 것을 들고 일을 했든, 컴퓨터 앞에서 오랜 작업을 했든 우리는 쉬거나 잠을 자게 되는데 '다음 날 아침 회복돼 있느냐'가 관건이다. 즉, 회복력(self-healing mechanism)을 얘기하는 것이다. 그 회복력은 근골격계 중심축의 윗부분에 해당하는 호흡의 움직임에 따라 골반과 허리에서 동시성을 가지고 '동적 평형(dynamic balance)'을 매 순간 만들어낼 수 있느냐'에 달려있다고 표현한다. 이 능력이 되면 내 몸무게를 지탱하는 것을 전후·좌우·상하 균형을 맞춰서 유지하면서 동작의 중간중간, 또는 가만히 있더라도 순간순간 평형이 되는 시점이 있어서 계속 허리, 골반, 하체의 근육들이 쉬면서 회복하는 순간이 있다.

하지만 이 기능이 없어지면 힘으로 본인의 몸무게를 지탱하게 되는데 바로 증상이 나타나는 것이 아니고 허리 골반, 하체의 근육들이 전후·좌우·상하 근육 불균형이 오게 되는 것이다. 처음에는 약해지는 근육, 굳어지는 근육, 늘어지는 근육 등이 생기게 되고 골반과 허리의 동적 평형 능력은 점점 떨어지게 된다. 그래도 증상이 바로 나오진 않고 관절이 비틀린다든지, 디스크로 물과 영양분이 잘 공급이 안 된다든지 하는 현상이 진행되는데, 그러다가 무리한다든지 하면 삐끗하면서 요통이 발생할 수 있다. 이때는 대개 근육이나 인대가 손상당하는 염좌(sprain)가 일어나게 된다.

계속 두개골과 골반이 회복력이 작동이 안 되면서 무리하게 되면 천장관절에서 장골사이에 천골이 낀다든지, 서서히 천장관절의 뒷부분에서 체중 부하가 되던 것이 안 된다든지, 좌우 천장관절 움직임이 비틀리면서 불균형이 점점 심해지게 된다. 그러한 과정 속에서 천장관절의 체중 부하를 더이상 하기가 어려우면, 허리에서 천장관절 역할을 대신하게 되는데 디스크를 싸는 섬유륜(annulus fibrosus)이 안에서부터 찢어지면서 디스크가 밀려 나오는 현상이 일어나게 된다.

즉, 디스크의 손상은 본질적으로 두개천골리듬, 회복력이 나빠지는 과정 중 점점 심해지면서 나타나는 것이기 때문에 어느 정도 두개골과 천골 사이의 움직임을 좋아지게 하면서 회복력이 작동하게 되면 저절로 좋아질 수도 있고, 너무 심해서 파열된 디스크가 척추강(spinal canal) 내로 떨어져 나와 신경 압박 증상이 있을 때 어쩔 수 없이 수술했다고 해도 수술로 두개천골리듬과 회복력이 다 해결이 안 될 수도 있어서 자가 회복력을 돌려주기 위해 도수치료나 주사치료를 할 수도 있다고 생각해야 한다.

척추 전방전위증과 요통에 대해
척추 후궁의 협부(Isthmus)에 결손이 있는 경우를 척추분리증

(Spondylosis)이라 하고, 진행돼서 추체가 전방으로 전위될 때 이를 척추 전방전위증(Spondylolisthesis)이라고 한다. 인구의 약 5% 정도에서 척추분리증이 나타나고, 5세 이전에는 드물고 20세 이전까지 점점 증가한다.

제5요추에서 85%, 제4요추에서 15% 정도 발생하고 증상은 주로 요통이며 드물게는 증상이 별로 없는 예도 있다. 소아에서는 보행이나 자세 이상으로 병원을 찾게 되는 경우가 많고, 성인에서는 근력 약화, 감각 둔화, 척추관 협착증(Spinal Stenosis)과 유사한 신경압박 증상이 흔하게 나타난다.

원인은 선천적 결함으로 인한 협부 결손과 발육 부전으로 인해 발생한다는 비정상 화골설(Ossification theory), 외상설(Trauma Theory) 등 여러 가지가 있으나 협부의 피로 골절(Fatigue Fracture)로 인해서 가장 많이 발생하는 것으로 인정받고 있다.

그 외에도 가성 척추 전방전위증(Pseudospondylolisthesis)이라고 해서 척추 퇴행성 변화의 하나로 협부 결손 대신 척추관절 돌기(Articular Process)의 변화로 전방 전위가 일어날 수 있는데, 전위

정도가 30% 이상을 넘지 않으며 제4요추에서 가장 많이 일어난다. 척추 관절 돌기에 종양이나 염증이 생겨서 병적으로 전위가 일어날 수도 있는데 이런 경우 병적(Pathologic) 척추 전방전위증이라 한다.

치료로서는 너무 전위가 심하면서 신경 압박 증상이 해결이 안 되면 MRI 같은 정밀검사가 필요하고 수술적 치료를 고려해야 한다. 하지만 요통과 전이통(Referred Pain) 등은 보존 치료로 해결해 나갈 수도 있다.

척추분리가 있을 때 추체(Vertebral Body)가 전하방으로 미끄러지는 힘은 중력에 의한 자신의 몸무게에 의해 진행된다. 이때 이걸 방지하는 것은 요천추 주변의 구조물들의 활동이다. 특히 요천추 추간원판(Intervertebral Disc)의 경사 섬유(Oblique Fiber)가 긴장하고 방척추근들(Paravertebral Muscles)이 지속해서 경련을 일으킴으로 가능한데, 이와 같은 작용 때문에 척추 전방전위에 의한 통증이 발생한다. 그래서 통증을 줄이려는 치료로 자세 교정과 심한 운동 제한, 배부 및 복부 근육 강화운동과 함께 약물치료, 물리치료 등을 병행하면서 조절하게 된다. 하지만 가장 중요한 것은 척추분리가 있는 곳에서 본인의 체중 부하가 일어나지 않고 분산되게 하면서 근육을 강화하는 것이다. 무리한 활동과 운동을 제한하는 것은 물론, 요천추 부위에서 전후좌우 균형을 이루게 하면 근육의 부담을 최소화할 수 있어서 경련 발생을 줄일 수 있고 요천추 추간원판의 경사 섬유의 긴장도 최소화할 수 있다.

이러한 활동은 천장관절(Sacroiliac Joint) 움직임과 코어근육이 작동돼야 하는데, 이것은 자세와 운동 등 수의적인 조절과 활동만으로는 충분치 않은 자동 조절 시스템의 영역이 더 커서 필연적으로 두개천골운동이 적절하게 작동하도록 치료하면서 기능을 익히도록 해야 한다.

도수치료를 적절하게 해주면서 코어근육과 천장관절 움직임을 훈련하면 스스로 동적 평형을 유지하는 방법을 터득하고 일상생활에 적용할 수가 있게 되고, 적절한 요통 관리뿐만 아니라 척추 전방 전위 진행을 최소화할 수 있다. 이런 노력만으로 부족할 때가 많아서 구조 안정이나 회복력 강화를 위해 천장관절 주위와 요천추부의 주사 요법을 시행한다.

골반 천장관절의
기능축과 기능부전에 대해

우리의 몸은 상체의 움직임에 대해 골반 천장관절(Sacroiliac joint)을 통해 자동적인 동적평형이 이뤄질 때 생리적인 편안함을 느끼게 된다. 이렇게 편안함을 느낄 때 근골격계 움직임이 고도의 효율성을 갖게 된다.

하지만 반복된 운동 또는 지속적인 자세는 근육의 길이, 근력, 그리고 경직성의 변화를 유발한다. 이러한 지속적인 자세(적응적 움직임)에서 오는 손상은 관절의 안정화를 위한 근육 동원변화이다. 이는 근육 균형이나 생체역학적인 움직임 패턴의 변화를 일으켜 궁극적으로 천장관절의 체중부하 능력과 밸런스 능력을 바꾸어 버리게 되고, 더불어 중추신경계의 감각 운동계에는 잘못된 운동 프로그램이 저장되게 된다는 것이다.

천장관절에서 움직임에 대한 중심축- 보행 경사 좌우 2축, 균형 횡단 3축

인간의 보행에서 나타나는 골반 좌우 긴장성 나비모양(Reciprocal butterfly motion) 움직임은 반복된 관상 면에서의 기록이다. 그 반복된 움직임의 기록은 천골에 작용하는 상체의 체중부하를 이겨내면서 좌우 관절의 안정을 위해 나타나는 두개천골 경사축(Oblique sacral axis)을 통해 반복되는 것을 말한다. 좌우를 번갈아 쓰지 않고 서 있다든지 앉아 있다든지 누워있는 경우, 일부러 한쪽에 체중 부하를 하지 않고 편안하게 좌우 균형을 이루면서 활동할 때, 천골을 통과하는 3개의 횡축(Transvers sacral axis)이 있는데 제1 · 2 · 3의 천추(Sacral vertebrae)를 지나게 되는 것이다.

횡단 3축의 움직임

5개의 천추 중에 1번 천추를 횡축으로 지나는 것은 후두골

(Occiput)과 천골이 척수강(Spinal canal) 내부의 경막(Duramatar)으로 이어지는 해부학적인 구조로부터 나타나게 되는 두개천골 움직임(Craniosacral motion)의 굴곡 신전(Extension) 움직임의 천추에서의 축이 된다. 2번 천추를 지나는 횡축은 서 있거나 앉아 있을 때 상체를 움직이는 것에 대한 천장관절 동적 평형 움직임의 천추의 횡축이 되는 것이다. 예를 들면 인사하는 동작에서 나타나는 것이다. 3번 천추를 지나는 축은 철봉에 매달린 상태로 다리를 들어 올리는 동작, 즉 두개천골 종축에 대해 하지가 먼저 움직이는 상태에서 자동으로 천장관절에서 동적 평형을 만드는 과정에서 나타나는 축인 것이다.

천장관절 기능 부전이란?- 3가지 형태
이 5개의 천추를 가로지르는 기능적인 축이 정상적으로 작용하지 않을 때 천골의 기능 부전과 천골에서 시작되는 천장관절 기능부전(Dysfunction)이 생기게 되는 것이다. 뼈와 관절, 그리고 골반에 있는 강력한 인대의 문제에서 생기는 정적인 기능부전(Static dysfunction)과 신경계와 함께 근육을 조절하면서 기능하는 신경계-근골격계 통합의 문제가 생기는 동적 기능 부전(Dynamic dysfunction)이 있다.

흔히 골반 기능부전은 3가지 형태로 나뉘는데. 1형은 신경계-근골격계 통합능력의 문제가 생기면서 천장관절 움직임이 일어나지 않는 상태로 구조적으로 장골(Ilium) 사이에서 천골이 낀 상태가 발생하는 형태이다. 자율신경계 기능 저하와 두개천골운동 제한, 경막의 긴장, 뇌척수액(Cerebrospinal fluid) 흐름의 문제가 발생하는 것이다.

아직 인대손상이 생기지는 않은 동적 기능부전으로 생각하면 되겠다.

제2형은 제1형 기능부전이 있으면서도 체중 부하를 하게 되면서 골반의 정적인 구조물 손상이 진행되면서 나중에는 천장관절의 골간인대(Interosseous ligament)의 손상이 심해지는 형태이다. 정적인 기능부전이 진행되고 좌우 동적 균형을 정적인 안정이 없이 근육의 힘만으로 유지하면서 많은 근골격계의 문제가 발생하게 되고 해결되지 않으면 신경계, 내장계의 병변도 진행하게 되는 형태이다.

제3형은 너무 천장관절의 불안정이 심해져서 좌우 골반을 근육과 근막이 전체를 굳어지게 하면서 상체의 체중 부하를 골반 상부의 요추로 이행시키면서 발생하는 데 과도한 골반 주위의 근육 긴장, 특히 이상근(Piriformis M.)이나 장요근(Iliopsoas M.)의 긴장이 문제가 되고 연골성 조직의 파괴가 시작되는 것이다.

척추 추간판(Intervertebral disc)의 압력과 좌우 번갈아 쓰는 문제로 척추 추간판을 싸는 섬유륜(Annular fibers) 손상과 더불어 디스크 조직의 변성이 일어나고 계속 진행되면 결국 디스크 손상과 척추신경 압박 문제가 발생하는 것이다.

기능부전 문제에 대한 치료
대개는 경중의 제1·2형이 반복되고 시간을 두고 진행하게 되면서 제3형인 디스크가 발생하는 것이어서 척추 디스크의 문제를 단순히 그 분절만의 문제로 국소화를 하는 것은 바람직하지 않다. 증상이 심해서 어쩔 수 없이 수술했더라도 발생하는 과정은 천추와 골반의 기능부전 그리고 연결돼서 나타나는 요추의 기능부전을 확인해 볼 필요가 있는 것이다.

천추의 축의 움직임과 천장관절의 기능부전을 고려하면서 먼저 치료를 집중할 수도 있으며, 그와 연계된 하지의 움직임, 요추의 기능부전을 치료해 가야 근본적인 해결책이 나온다. 이때는 근골격계-신경계 통합에 관련된 두개천골 움직임에 대한 치료가 중요해진다.

이것은 직립하여 활동할 때 좌우 하지 균형을 코어근육을 사용하면서 장골사이의 천골의 움직임으로 균형과 동시에 체중부하를 할 수 있게 만들어 주어야 만이 가능한 것이다.

턱관절 장애 치료와 전인적인 접근

턱관절 장애 증상의 특징

턱관절에서 소리가 나거나 통증이 느껴진다고 내원하는 경우가 자주 있다. 입이 덜 벌어지거나 비틀려서 벌어지는 경우도 흔하다. 문제는 쉽게 낫질 않아서 치과나 이비인후과, 한의원, 정형외과 등을 전전하는 경우가 많다. 턱관절 장애만을 보이는 경우도 일부 있지만, 대부분은 머리와 목 기능 장애, 근육 불균형 등이 동반돼 있고 골반과 하지 불안정 증상도 나타나는 경우가 많다.

증상은 턱관절과 얼굴 부위의 통증, 입 벌림과 닫는 범위의 제한, 두통, 근육 통증, 그리고 관절 소리와 딸각 소리가 포함된다. 관절 소음은 흔히 측두골(temporal bone)과 하악골(mandible) 사이의 연골성 디스크(cartilagenous disc)의 내부 장애(internal derangement)와 관련이 있다. 시간이 오래 지난 턱관절 장애는 골관절염으로 진행돼 치과에서 수술이 필요한 경우도 있다.

치료
턱관절 장애의 치료로는 보존적인 방법으로 약물치료, 물리치료, 구강 내 부목(intraoral splint)을 시행해 대부분 해결된다. 그러나 문제는 자주 반복된다는 것이다. 이럴 경우 프롤로 치료(prolotherapy)로 인대 강화를 시행할 수도 있고, 근육의 통증 유발점(trigger point)에 주사 치료(TPI)를 하면 아주 유용하다. 그러나 전신적인 불균형과 근육의 비효율적인 기능에서 오는 부분은 다 해결되지 않는다.

요즘은 이런 전신적인 문제와 같이 진행된 턱관절 문제에 대해 실리콘 재질로 제작된 구강 내 균형 장치(intra-oral balancing appliance)를 사용하면서 도수치료를 병행하는 것이 가장 효과적일 때가 많다.

턱관절의 생체 역학적 특징

턱관절은 말하고, 씹고, 삼키고를 반복할 때 제1·2 경추 복합체(atlanto-axial complex)를 받침대로 사용하면서 작동한다. 특히 씹을 때 강한 힘을 사용하는데, 위아래 전체 치아의 상하 맞물림의 벡터(vector)는 사골(ethmoid) 근처 대뇌겸(falx cerebri)이 붙는 곳으로 향하고, 측두근(temporalis muscle)과 내측 익상근(medial pterygoid muscle)은 강한 수축을 하게 된다. 동시에 두개천골 움직임(craniosacral rhythm)이 작동되면서 지속적인 호흡이 일어난다.

두개저(skull base)의 움직임과 뇌경막(duramater)의 긴장, 그리고 목과 머리의 근육들이 적절하게 기능하면 턱관절의 균형과 근육의 적절한 기능이 유지된다. 그러나 두개골의 움직임이 부적절하거나, 발과 골반 등에 불균형이 있거나, 목에 기능 부전이 있으면 비틀림이 발생하고 턱관절 장애가 진행된다. 또한, 안면골의 손상이나 교합 문제도 점진적으로 턱관절 장애를 발생시킨다.

통합의학적인 치료의 필요성

턱관절과 전신적인 관계를 이해하면서 가장 많이 영향을 주는 인자를 해결하면서 치료하는 것이 효과적이다. 발 문제는 깔창을 사용할 수 있고, 골반 문제는 골반 벨트를 사용하거나 골반 교정을 시행할 수 있다. 도수치료는 안면부와 목에 있는 근막 긴장을 해결하고 특히 흉쇄유돌근(sternocleidomastoid muscle), 사각근(scalene muscle) 등의 제1경추 측돌기 주변의 긴장을 완화해야 한다. 또한, 후두하 주변(suboccipital region)의 근육이나 근막 긴장을 해소하면서 상부 경추(upper cervical spine)의 기능을 회복시켜야 한다.

결국 지속적인 호흡과 동적 평형이 일어나면서 근골격계-신경계 통합(neuromuscular integration)이 이뤄져 전신적인 기능 조화가 필요하다. 이런 치료로서 두개천골리듬을 이용한 근골격계 회복력 치료가 도움이 된다. 역으로 구강 내 균형 장치를 이용해 턱관절과 안면골 위치를 적절하게 움직이게 해 목이나 어깨 등의 증상을 치료하는 데 도움을 줄 수 있다. 거북목이나 만성 목 통증, 흉곽 탈출 증후군(thoracic outlet syndrome), 어깨 질환 등에 유용하다. 구강 내 균형 장치는 턱과 혀 및 구강 내 구조를 이용해 상부 경추 기능, 두개천골리듬에 좋은 영향을 줄 수 있다.

챕터 IV 중심이 바로서야 건강하다! 중심축 척추

Chapter V
균형을 잡아야 건강하다. 골반과 하지

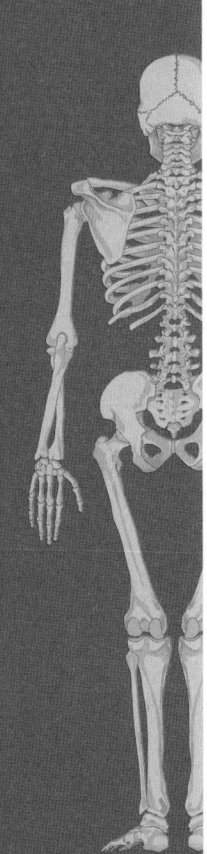

골반 균형과 이상근 증후군

증상 및 진단

외래 진료를 하다 보면 허리나 골반, 고관절이 아프면서 다리까지 내려오는 방사통을 호소하는 환자들이 있다. 이때 허리 디스크나 협착증(Lumbar Spinal Stenosis)을 의심하게 되지만, 가끔은 허리 근처에서 신경 압박 증상이 없다. 대신 엉덩이 중간의 깊은 곳에서 작동하는 이상근(Pyriformis Muscle)에 압통이 있고, 이를 압박했을 때 좌골신경(Sciatic Nerve) 증상이 동반되는 경우가 있다.

이러한 경우 이상근 증후군을 의심해 봐야 한다. 해부학적으로 이상근은 천골의 내부 표면에서 시작해 대좌골공(Greater Sciatic Foramen)을 통과해 대퇴골의 대전자부(Greater Trochanter)에 부착된다. 요천추부에서 시작한 척추신경들이 합쳐져 좌골신경으로 대좌골공을 통과하게 되는데, 이상근 앞면을 지나거나 일부는 근육을 뚫고 나온다. 이때 이상근의 기능 이상이 생겨 과도한 긴장이 있거나, 아니면 늘어져서 신경을 압박하게 된다.

특별한 원인 없이도 나타나며, 대개는 골반과 고관절 등에 외상이 있거나, 과로나 안 좋은 자세로 장시간 있다가 근육 불균형으로 나타나기도 한다. 대개는 X-Ray만으로도 진단과 치료가 가능하다. 그러나 증상이 심하거나 여러 증상이 동반되면 초음파나 MRI 검사도 필요할 수 있다.

치료
치료는 적절한 휴식과 스트레칭, 운동요법 등이 도움이 된다. 간단한 운동 및 스트레칭 방법의 하나로 기립 자세에서 다리 전체를 외회전시키면서 동시에 발을 외회전시키는 자가 운동법이 있다. 빠른 회복을 위해 주사나 약물치료, 물리치료 등을 시행하며, 이것만으로도 호전될 수 있다.

해결되지 않으면 근육 내 통증 유발점 주사 치료, 초음파, 충격파 등의 방법을 시도할 수 있다. 그러나 이렇게 해도 통증이 반복되거나, 요통까지 심해지는 경우가 있다. 이때는 골반 균형과 좌우 이상근의 기능을 확인해야 한다. 골반 균형에서 이상근이 중요한 역할을 하기 때문이다. 양쪽 근육이 적절한 긴장도와 근력을 유지하고 있어야 자세 변화에 따른 골반 균형과 호흡에 따른 코어근육 및 두개천골리듬을 유지할 수 있다.

앉아 있을 때는 양쪽 좌골(Ischial Bone)에 체중이 부하 되고 이상근이 좌우 같이 작용하면서 천골과 미골이 몸의 중심축 선상을 유지하게 하며, 호흡과 코어근육이 작동될 때 두개천골리듬을 유지하게 한다. 이때 이상근의 좌우 긴장도가 달라 근육 불균형이 있거나 과도하게 긴장돼 천골의 움직임을 고정하면 오래 앉아있기가 힘들다.

서 있을 때도 각각의 하지의 전후좌우 균형과 전체 하지의 평형을 유지하면서 천골의 위치를 중심축 선상에 있게 하는 기능을 이상근이 한다. 결정적으로 중요한 것은 보행할 때 천장관절 움직임이 좌우 상호긴장 나비 모양 운동(Reciprocal Butterfly Motion)이 일어나는데, 5번 요추와 천골이 서로 반대로 회전하고 천골의 회전을 일으키는 좌우 경사축을 유지하는 데 이상근이 가장 중요한 기능을 한다는 것이다.

지속적인 관리

이상근 증후군의 증상을 호전시킨 후 좌우 이상근의 기능이 적절한지 확인해야 한다. 제5번 요추와 천골 사이에서 움직임이 있어야 하며, 보행 시 좌우 상호긴장성 나비 모양 움직임이 코어근육의 움직임과 같이 작동해야 한다. 또한, 좌우 천골 경사축을 이상근의 긴장과 함께 작동시킬 수 있는지 평가하고, 기능이 충분치 않으면 지속적으로 치료해야 한다. 치료는 두개천골 리듬을 이용한 근골격계 회복력 치료를 시행한다. 이런 노력만으로 부족할 때가 많아서 구조 안정이나 회복력 강화를 위해 천장관절 주위와 요천추부의 주사 요법을 시행한다.

스쿼트 운동과 골반 및 하지 통증 증후군

가끔 진료실에 내원하여 스쿼트 운동을 했는데 골반이나 꼬리뼈 쪽, 혹은 허벅지나 무릎이 아프다고 오시는 분들이 있다. 이분들은 아픈 것을 당장 아프지 않게 치료해 주기를 원하기도 하지만, 가끔은 본인들의 의문을 해소해 주길 원할 때가 많이 있다.

그 질문은 ①스쿼트 동작이 허리, 골반, 하체 강화에 아주 좋다고 듣고 했는데, 안 좋은 것인가? ②그렇게 무리하게 한 것도 아니고 조금 했는데, 왜 이런 일이 일어났는가? ③개인 운동 트레이너가 가르쳐주는 대로 함께 조심해서 했는데, 잘못 가르쳐준 것인가? 등이다.

이럴 때마다 시간이 오래 걸리지만, 호흡과 연계된 요추 및 골반의 안정성, 보행 및 이동 체계(locomotor system)와 하지의 균형, 근육과 근막의 에너지 전달체계, 근골격계와 신경계의 통합으로, 지속적인 회복력 및 생명체의 항상성 유지 등에 대해 답해주곤 한다.

스쿼트 동작의 운동으로서 특징

스쿼트 동작은 상체를 앞으로 숙이지 않고, 엉덩이를 뒤로 빼서 웅크린 후, 대둔근과 대퇴사두고근을 주로 작동시켜서 앉았다 일어서기를 반복하는 것인데, 허리나 골반에 안정을 주어 인대나 디스크 손상을 방지하면서, 하체의 균형 및 근육 강화에 효율적인 것은 확실하다. 다만 허리와 골반의 안정성이 자세만 가지고 저절로 얻어지는 것은 아니고, 호흡과 연계된 코어근육(횡격막, 횡복근, 요천추 내재근, 골반저 근육)의 지속적인 활성화와 관계가 있다는 것이다.

코어근육과 골반 불안정성 문제

코어근육이 잘 작동되지 않는 상태에서는 근골격계와 신경계가 상호 간 적절하게 통합되지 못하고, 근육 불균형이 잘 발생하고 또 관절운동의 적절한 중심화가 이루어지지 않아서 근막염, 건초염, 활액막염 등이 생기면서 통증이 오게 되는 것이다. 평소에 골반 불안정성이나, 두개천골운동 장애가 있으면, 더더욱 쉽게 발생하고, 수면을 취하거나 쉬어도 쉽게 회복되지 않는 것이다.

치료와 반복되는 문제에 대한 대책

이럴 때 치료로 휴식 및 약물요법, 통증유발점에 주사요법, 물리치료 등을 시행하면 대개는 나아진다. 그러나 문제는 운동을 다시 했을 때나 무리한 활동을 했을 때 반복되는 것이다. 이때는 장기적으로 인대와 건의 강화요법으로 프롤로 주사요법을 시행하기도 한다. 또 코어근육 강화가 필수적인데, 오랜 세월 코어근육이 잘 작동이 되지 않아 내부 근막체계 및 관절 및 디스크 변형이 있는 경우는 쉽지가 않다.

불수의적으로 작동하는 척수반사 그리고 하부 중추신경계가 지배하는 운동시스템과 관련되어서 코어근육이 활동하기 때문에 단기간의 운동이나 치료로는 해결이 안 될 때가 많다.

가장 효율적인 치료로는 두개천골운동을 이용한 치료가 있다. 상체를 앞으로 숙이지 않고, 엉덩이를 뒤로 뺄 때 장요근이 충분히 늘어나고 탄력성을 유지해야 한다는 것이다. 그래서 앞뒤 밸런스를 호흡과 더불어 하면서 골반 평형을 유지를 할 수가 있어야 되는데, 여기에 방해되는 짧아진 근육이나 근막 ,그리고 약해진 근육등에 대해 치료를 해주면서 천장관절 안정이 되게 만들어 가는 치료가 도움이 많이 된다. 이런 노력만으로 부족할 때가 많아서 구조 안정이나 회복력 강화를 위해 천장관절 주위와 요천추부의 주사 요법을 시행한다.

발음성 고관절 증후군과
고관절 균형에 대해

고관절에서 소리가 나는 경우

진료실에 젊은 여성이 들어오는데 갑자기 다리에서 '툭' 소리를 내면서 들어오는 경우가 있다. 오래 앉아서 핸드폰을 했더니 생겼다고 하면서 울상을 짓는다.

발음성 고관절 증후군(Snapping Hip Syndrome)이란 고관절 운동 시 탄발음이 들리거나, 주변을 촉진했을 때 만져지는 상태를 말한다. 청소년기 혹은 젊은 여성에게서 호발하며, 통증이 없는 경우가 대부분이다. 그러나 활막(Synovium)이나 점액낭(Bursa)에 염증이 생기면 통증이 생길 수도 있다. 대개는 통증보다도 이러한 소리에 대한 불안감과 귀찮음이 문제가 된다.

탄발음 병리에 대한 분류

탄발음 병리는 관절내형(Intra-Articular Type)과 관절외형(Extra-Articular Type)으로 분류된다. 관절내형은 드물며, 소아에서 대퇴골두(Femoral Head)가 비구(Acetabulum)의 후상연을 지나 약간 전위되면서 발생한다. 이 경우 고관절의 굴곡과 내전(Adduction)을 방지하는 붕대나 보조기를 사용할 수 있다.

대부분은 관절외형이며, 슬관절(Knee Joint)을 굴곡하고 고관절을 내회전(Internal Rotation)할 때 소리가 들린다. 이는 장경인대(Iliotibial Band)나 대둔근(Gluteus Maximus Muscle) 심부의 섬유모양의 비대 부분(Fibrous Hypertrophic Area)이 대전자부(Greater Trochanter)에 마찰하면서 나는 소리다. 외골증(Exostosis)이나 관절 내 유리체(Intraarticular Loose Body) 등이 있는 경우와 감별이 필요할 때가 있는데, 이때는 자세한 검사나 수술적 치료가 필요할 수도 있다.

치료 방법

대개는 특별한 치료가 필요 없고 해롭지 않다고 설명하는 것으로 충분하다. 그러나 너무 오래 지속되면서 통증이 반복되거나, 양반다리를 잘 못하거나, 비틀리고 좌우가 다르게 되는 것이 동반될 때가 있다. 이런 경우 골반 균형과 고관절 주변 조직의 변화로 고관절 주위에서 탄발음과 관절 운동 제한의 문제가 온다.

고관절 균형과 생리적인 관심

골반과 천장관절(Sacroiliac Joint)에서의 균형과 고관절의 균형은 엄밀하게 분리해서 언급하기가 사실 어렵다. 장요근(Iliopsoas Muscle)이나 이상근(Piriformis Muscle) 등은 고관절 움직임과 균형에 관여하는 동시에 허리 관절, 천장 관절 움직임에 영향을 주기 때문이다.

그래도 직립하거나 보행 시 무게중심에 대해 골반과 고관절의 측방 안정성에 관해서는 분리해서 고민해 볼 필요가 있다. 이 문제가 탄발음 발생과 관계가 있다. 고관절 중심을 지나는 시상면에 대해 외측 상방으로 뻗어 있으면서 외전 기능을 담당하는 근육은 5개가 있다. 첫째 중둔근(Gluteus Medius Muscle), 둘째 소둔근(Gluteus Minimus Muscle), 셋째 대퇴근막장근(Tensor Fascia Lata Muscle), 넷째 대둔근(Gluteus Maximus Muscle), 다섯째 이상근(Piriformis Muscle)이다.

순수한 외전(Abduction)은 중둔근이 가장 크게 담당하지만, 외전과 동시에 내회전 및 굴곡을 하는 것은 1, 2, 3번 근육이고, 외전과 동시에 외회전과 신전을 하는 것은 1, 2, 4번 근육이다. 고관절에서도 어깨의 삼각근(Deltoid Muscle)같이 작용하는 것을 고관절의 삼각근이라고 부르는데, 이것은 장경인대(Iliotibial Band)를 앞부분에서 부착하는 것이 대퇴근막장근, 뒤에서 부착하는 것이 대둔근의 표층 섬유이다. 그 중간에서 중둔근, 소둔근이 외전 작용을 담당한다.

보행 시 무게중심에 대해 고관절 대퇴골두를 받침대로 하는 측방 안정이 필수적이다. 여기에 가장 강력한 작용을 하는 것은 대퇴근막장근을 포함한 고관절 삼각근이다. 무게중심을 유지하는 요추부나 골반 천장관절의 문제가 있으면 이 근육의 부담은 훨씬 커지게 된다. 또 근육 손상이나 근육 불균형 등이 있을 때는 보행 시 이 측방 안정이 불안정한 상태로 바뀐다. 이 문제가 대퇴근막장근과 대둔근이 장경인대 부착부에 물리적인 마찰을 가져오고, 근육과 힘줄의 벡터가 변하게 되면서 탄발음이 생길 수 있고 활액낭염이 발생할 수도 있다.

통합의학적 치료
일시적인 경우는 상관없지만 통증이 있거나 고관절 운동 제한 등이 심하면 이런 관점에서 요추 및 골반의 기능과 안정성 회복, 그리고 고관절 삼각근의 기능 회복에 대해 치료를 하게 된다. 이때 두개천골운동, 천장관절 움직임, 코어근육 등의 적절한 기능을 회복시켜 줘야 한다.

장경인대 증후군과
무릎 통증에 대해

장경인대 증후군이란?

장경인대(iliotibial band)는 장골(ilium)에서 경골(tibia)의 상부까지 이어지는 허벅지 바깥쪽에 위치한 두꺼운 대퇴부 근막을 말하는데, 운동선수들이 흔히 통증을 호소하는 부위로 무릎 근처 장경인대와 대퇴골 외과(lateral femoral condyle) 사이에서 일어나는 마찰로 인해 나타나는 경우가 많아 장경인대 마찰 증후군으로 불린다. 장경인대가 무릎을 펼 때 앞쪽으로 이동하고(대퇴골 외측 상과의 전방) 무릎을 구부리면 뒤쪽으로 이동해서(대퇴골 외측 상과의 후방), 이때 발생하는 대퇴골 외과와의 마찰이 발병 원인 중 하나로 생각된다. 통증을 호소하는 부위도 대부분은 무릎의 외측 상부 근처인 대퇴골 외측 상과 부위에서 가장 심하게 나타난다. 때로는 무릎을 구부리고 펴는 동작에서 촉진 시 염발음을 느낄 수 있다.

운동 습관에 따라 ▲갑작스러운 과도한 강도의 운동 ▲반복적으로 오랜 시간 가부좌 자세로 앉아있는 경우 ▲좌우로 경사진 길을 달릴 때 ▲오르막길이나 내리막길을 달릴 때 ▲수영에서 평형이나 입영 동작 ▲해부학적으로 내반슬(O다리) ▲양쪽 다리의 길이가 다른 경우 ▲고관절의 내전 구축, 경골의 내측 염전(medial torsion), 고관절 외전근(hip abductor m.)의 약화 등이 원인으로 생각되고 있다.

증상

증상은 무릎을 30도 정도 굴곡 상태에서 가장 마찰이 심하게 나타나고, 휴식을 취하거나 무릎을 펴고 있으면 완화되고 무릎을 구부리면 다시 나타난다. 대부분 통증은 휴식이나 스트레칭, 그리고 약물과 물리치료로 호전이 된다. 그러나 지속적인 운동이나 작업에 노출되서 심하게 대퇴근막장근(tensor fascia lata m.)과 장경인대가 짧아진 경우는 호전됐다가도 다시 운동이나 작업을 하게 될 때 증상도 나타날 뿐만 아니라 골반과 하지에 다양한 형태의 기능 변화가 나타나게 된다. 흔히 고관절 내전근의 과도한 긴장이 있으며 고관절 외전근의 약화가 동반되는데 특히 중둔근(gluteus medius m.)이 심하게 약화되는 경우가 많다.

치료

간단한 치료로는 무리하지 않고 기본적인 증상치료를 할 수 있다. 진통소염제, 근육이완제 등 약물요법, 그리고 물리치료를 병행하면서 회복해가면 좋아진다. 잘 해결이 안되면 좀 더 적극적으로 근육과 힘줄, 근막에 충격파 치료를 하는 것이 효과적이다. 국소적인 힘줄이나 관절인대 등에 안정화 치료로서 프롤로요법, 기능이상으로 인한 신경자극에 의한 통증이 동반되어 있다면 통증차단술 등도 시행한다.

생체역학적 고찰

고관절에서도 어깨의 삼각근(deltoid m.) 같이 작용하는 것을 고관절의 삼각근이라고 부르는데 이것은 장경인대(iliotibial band)를 앞부분에서 부착하는 것이 대퇴근막장근, 뒤에서 부착하는 것이 대둔근의 표층섬유이고 그 중간에서 중둔근, 소둔근이 외전 작용을 담당한다.

보행 시 무게중심에 대해 고관절 대퇴골두를 받침대로 하는 측방 안정이 필수적인데, 여기에 가장 강력한 작용을 하는 것은 대퇴근막장근을 포함한 고관절 삼각근이다. 무게중심을 유지하는 요추부나 골반 천장관절의 문제가 있으면 이 근육의 부담은 훨씬 커지게 되고 또 근육 손상이나 근육 불균형 등이 있을 때는 보행 시 이 측방 안정이 불안정한 상태로 바뀌는 것이다. 특히 중둔근이나 소둔근 등이 피로하게 됐는데도 과도하게 달리기나 지속적인 자전거 운동 등을 할 경우, 고관절 외측 안정을 위해 대퇴근막장근과 장경인대의 긴장을 지속해서 높이게 되면서 짧아지게 된다. 이 경우에 측와 위에서 골반을 고정한 상태로 고관절 30도, 슬관절 90도 굴곡된 자세로 만들었다가 고관절을 외전한 상태로 받쳐 뒤로 신전시키면 다리가 아래쪽으로 떨어지지 않고 외전된 상태로 유지되는 오버 테스트(ober test) 양성이 나타나는 것이다. 즉, 대퇴근막장근과 장경인대가 짧아진 상태로 구축된 것이 확인되는 것이다. 이 문제가 장경인대와 대퇴골 외과 사이에서 물리적인 마찰을 가져오고 통증과 압통을 나타나게 만들고 심하면 활액낭염이 발생할 수도 있게 된다.

근골격계 회복력에 대한 치료

이런 관점에서 증상이 반복되거나, 과도하게 구축돼서 무게중심을 유지하는 동적평형에 문제가 발생된 경우에는 짧아진 대퇴근막장근과 장경인대를 이완시키면서, 요추 및 골반의 기능과 안정성 회복, 그리고 고관절 전후좌우 동적 평형 회복, 고관절 삼각근의 기능회복에 대한 치료를 하는 것이 중요하다.

골반 부정렬 증후군과
발목관절 만성 염좌

발목을 다쳐서 내원하는 경우는 정형외과 외래에서 흔하게 있다. 아주 많이 붓고 통증도 심한 경우는 당연히 X-Ray 검사로 골절이나 그 외에 다른 문제는 없는지 확인하는 과정이 중요하다. X-Ray 검사에서 큰 이상이 없다면 대개는 인대 손상(급성 염좌)으로, 3~4주 정도 부목 고정 및 물리치료, 약물치료 등으로 해결할 수 있다.

문제는 붓거나 심한 외상 소견이 별로 없는데 심한 통증을 호소하고 보행이 상당히 불편한 경우다. 이 경우 자세히 문진해 보면 반복해서 쉽게 겹질려져 정형외과 치료나 한의원의 침 치료 등을 자주 한 기왕력이 있는 경우가 많다.

발목의 증상이 반복된다면?- 골반 부정렬 증후군 확인

특히 이런 경우는 부목고정으로 통증이 없어지지 않을 때도 많다. 이때는 골반에서 부정렬 증후군이 있는지 의심해 봐야 한다. 부정렬이 있는 경우 신고 있는 신발의 마모나 형태의 변화가 좌우에서 아주 다르게 나타날 수 있어서 신발도 확인해 보고, 서 있는 자세나 발의 형태, 하지의 체중 부하 형태 등을 비교해 볼 수 있다.

발목 X-Ray 상 작은 골편들이 관절 주위에 있어서 자주 겹질려진 흔적들이 있을 수 있다. 골반에서는 X-Ray나 MRI 등 영상 기법으로 잘 확인이 되지 않아 척추 전체 X-Ray를 확인해 기능적인 접근이 필요할 때가 많다. 머리부터 꼬리뼈까지 중력장에 대한 저항으로 변화된 척추 분절이나 척추 부분이 있는지, 또 두개골, 척추, 골반이 근골격계와 신경계의 통합으로 적절하게 동시성을 가지고 움직이는지 확인해 보는 것이 중요하다.

요즘은 기술의 발전으로 인공위성의 움직임을 추적하듯이 보행검사로 양발의 공간 움직임을 추적·비교해 골반의 움직임을 유추·확인해 보는 검사도 아주 유용하다. 대개는 골반 좌우가 회전성(Rotation) 부정렬일 때가 많고, 때로는 상하로 비틀린 업슬립(Upslip) 부정렬, 내외로 변형된 아웃플레어(Outflare), 인플레어(Inflare) 부정렬도 있다.

치료

이럴 때 발목에 대해 국소적인 치료요법으로 부목고정, 물리치료, 약물치료, 인대 강화 주사등도 도움이 된다. 하지만 근본적인 치료로서 골반 부정렬을 해결해야 한다. 자가 스트레칭 기법, 자가 교정운동 기법 등도 있지만 안 되는 경우가 많아서 근육 에너지 기법, 관절 가동술 등과 같은 교정치료를 하게 되고 골반 정렬이 된 후에도 지속적인 관리가 필요하게 된다.

잘 해결이 안 되면 두개천골리듬을 이용한 도수치료도 할 수 있고 골반과 허리에 인대 강화 주사 요법으로 프롤로 치료가 장기적으로 근본치료로서 아주 효과적이다. 한두 번의 치료로 되지 않아서 몇 개월, 몇 년에 걸쳐서 치료할 수도 있다. 이때 환자는 치료자를 신뢰하는 것이 중요하다. 반복해서 오랜 기간 치료해야 하며, 지속적인 관리가 필요해 제대로 치료를 하려는 의지가 중요하다.

그리고 결국에는 골반 내부 미세한 움직임에 대한 고유 감각 오리엔테이션을 느껴야 한다. 이 느낌을 보행이나 일상생활 및 운동을 할 때 실제로 골반 전후좌우, 상하 움직임을 맞춰서 쓰게 되면 대개는 치료가 완료된다.

난치성 무릎 통증과 활액막염에 대해

무릎이 아파서 정형외과에 내원하는 경우는 너무도 많고 원인도 다양하다. 무릎 통증과 물 차는 것은 어느 정도 치료하면 대개는 호전된다. 활동을 줄이게 하고 물리치료, 약물치료(진통 소염제 또는 스테로이드) 등을 사용하면 점점 좋아진다. 문제는 치료해서 좋아졌다가도 활동을 많이 하거나 특별한 동작을 했을 때 나빠지고 자꾸 반복되는 경우다. 이 경우가 동적 평형(dynamic balance)과 관련될 때가 많다.

동적 상태에서 무릎의 안정성 문제란?

뼈와 인대가 정상이면 무릎 관절의 정적인 안정성은 아주 쉽게 유지된다. 그러나 동적인 상태에서는 근육들의 근력은 물론이고 순간순간, 전후좌우 동적 평형을 유지할 수 있는 능력이 중요하다. 무릎의 전후좌우 균형은 필연적으로 한쪽 하지 전체와 관계되는데 이때 발의 균형이 문제가 되면 무릎 주위의 근육들은 훨씬 더 많은 부하를 받게 된다. 특히 발의 과도한 회내전(pronation)은 경골(tibia)의 내회전(internal rotation)이 일어나면서 생체역학적인 비틀림이 일어나는 것이다.

또 몸통 전체의 전후좌우 균형, 동적 평형이 필연적으로 무릎에 영향을 주게 된다. 이때 코어근육이 중요하고 천장관절의 움직임과 좌우 긴장성 나비 모양 움직임이 적절하게 되느냐가 문제이다. 잘 해결되지 않거나 증상이 반복되면 충격파, 근막통증 주사요법, 관절강 내 주사요법, 인대 강화 주사요법 등이 효과적이다.

하지만 양쪽 무릎의 통증이 반복돼 계속 주사요법과 물리치료를 하면서 조절해 왔는데도 어느 날부터 관절에 물이 차고 난치성 활액막염(synovitis)이 돼 내원한 경우가 상당히 있다. 이럴 때

문진을 해보면 충분한 도수치료 경험을 얘기하는 예도 많다. 대개는 과도한 활동을 안 할 수가 없는 상황과 관련이 있다. 기억에 남는 경우는 중요한 경호업무가 직업이어서 무술 수련을 계속해야 하는 경우, 골프를 계속 많이 쳐야 하는 경우, 직장에서 서서 있을 수밖에 없는 경우들도 있었다. 이런 경우에 발과 골반의 동적 평형이 심하게 손상된 경우는 발에 깔창 같은 보조기, 골반에는 천장관절을 안정시키는 골반 쐐기 교정술을 시행하면서 골반 벨트를 착용시키기도 한다. 하지만 지속적인 염증 반응이 있다든지, 구조적으로 너무 변형이 심해서, 아니면 계속 무릎에 한계를 넘는 물리적인 힘이 가해지면 문제는 반복된다.

근골격계의 동적 안정에 대한 영향이란?
근골격계(musculoskeletal system) 근방추(muscle spindle)나 골지건(golgi tendon organ) 그리고 관절의 압력수용기(mecanoreceptor)에서 고유감각(proprioception)이 중추신경계에 입력되고 이 자극이 신경 세포의 항상성과 생존에 중요하며 다른 정보들과 중추신경계에서 통합돼 중추신경계, 자율신경계가 근골격계를 끊임없이 조절하게 되며, 이때 근골격계의 정상적인 움직임과 활동이 중추신경계, 자율신경계가 활동할 수 있는 물리적인 환경을 제공하는 것이다. 그것은 중배엽성 조직인 뇌막(meninges), 특히 경막(duramater)의 긴장도와 관련이 있는데 그 안에 있는 뇌척수액의 생산, 순환, 흡수, 그리고 전하적 성질을 유지하는 데 핵심 역할을 한다는 것이다. 정상적인 호흡 기능은 뇌척수액의 움직임을 활성화하고 모든 몸의 구조는 이 기능으로부터 조화롭게 유지된다. 정상적인 호흡이란 일차호흡(primary respiration)과 이차호흡(secondary respiration)을 다 포함하는 호흡이다.

그리고 정상적으로 기능하는 움직임에서 뼈를 움직이는 것은 근육들이고, 신경계가 근육들을 조절한다. 모든 구조의 변형은 근육과 뼈의 잘못된 관계 속에서 일어난 결과물의 복합체라고 봐야 한다. 천골이 일차호흡의 지렛대로서 작용하고 후두골(occiput)이 뇌척수액 압력과 기능을 적절하게 유지하게 하는 평형추(equalizer)로 작용한다.

더 나아가서는 어떤 병적인 상태도 일차호흡과 적절한 뇌척수액의 압력이나 흐름을 방해할 수가 있다. 어떤 방법이든 간에 그 병변을 해결하면 조화로운 기능을 가진 생명체로 회복시킬 수가 있다. 호흡조절중추는 뇌에 있으나 이 일차호흡의 생체역학적인 첫 번째 움직임의 기능은 천골에 있다. 천골이 제 위치에 있지 않으면 정상적인 일차호흡이 일어날 수가 없고, 결과적으로 정상적인 뇌척수액의 흐름, 생산, 압력분포가 적절하게 일어나지 않으며, 건강을 유지하는 것은 점점 어렵게 된다. 후두골은 뇌척수액의 일차적인 저장소 역할을 하며 그렇게 함으로써 뇌척수액의 기능과 흐름에서 균일성을 유지하는 것이다.

난치성 무릎에 대한 동적 안정성 치료는?
척추 신경을 위한 통로를 제공하는 추간공은 정상적인 뇌척수액 균형에 문제를 일으키는 공간이 될 수 있으며, 이 뇌척수액의 균형이 비정상적일 때는 해당하는 척추 분절의 기능이 부적절하게 된다. 척수의 모든 수준에서 지주막하 압력의 변화는 해당 분절에서 신경 지배되는 조직 및 기관에 병적인 결과를 일으키게 된다. 비정상적인 조직 위치를 교정해 이 지주막하 압력을 제거하면 지주막하 압력과 기능이 회복돼 치료할 수 있다. 우선 천골 위치와 움직임을 정상적으로 만들어주는 것이 치료의 핵심이다. 골반과 천골 중심의 치료를 시행하는 대표적인 방법이 있다. 이것은 골반을 기능상 잘못된 형태로서 3가지(Category 1·2·3) 분류를 하는 것이고 이때 쐐기 모양의 기구를 이용해 정상으로 만들어 가는 과정으로 치료를 진행한다. 이런 과정에서 근골격계와 신경계가 통합되면서 무릎을 유지해가는 안정성이 강화되어 회복되는 과정으로 들어가게 된다. 이런 노력만으로 부족할 때가 많아서 구조 안정이나 회복력 강화를 위해 천장관절 주위와 요천추부의 주사 요법을 시행한다.

골반 부정렬 증후군과 관련된 내장기 증상들

골반은 호흡과 관련된 두개천골리듬과 연관돼 있고 천골과 장골 사이의 관절인 천장관절(Sacroiliac joint)은 좌우 이상근(Piriformis)을 통한 신체 균형 능력, 즉 골반의 동적 평형 능력(Dynamic balance system)과 관련이 있는 것과 동시에 또 중력에 대항해 우리 몸 자체 무게를 지탱하는 체중 부하 능력(Weight bearing system)도 갖추고 있다.

골반 주위의 구조물들의 안정성 및 정상적인 기능이 이런 호흡과 동적 균형, 체중 부하 능력을 발휘하는 데 이런 구조물을 정적인 구조와 동적인 구조로 나눠서 얘기한다. 동적인 것은 매 순간 적절하게 관련된 근육들의 길이(Length)와 긴장도(Tension)가 조절된다는 것이고 기능 신경학적인 문제도 중요한 역할을 한다. 정적인 구조물은 뼈와 관절을 포함한 생체역학적인 구조를 뜻하며 관절을 정적으로 유지해 주는 인대가 골반의 기능에 중요하다는 것이다.

골반 부정렬 증후군이란?
골반에서 이런 기능을 유지하고 생체역학적인 구조를 유지하게 되는 데 다양한 형태의 기능적, 생체역학적인 과부하가 동적 평형 능력의 기능을 발휘하는 데 한계에 이르게 만들고 점점 진행되면서 인대의 탄력성과 길이에 변화를 일으켜서 체중 부하 능력의 기능 부전, 원반 링과 같은 골반 형태를 구조적으로 달라지게 만들게 된다. 이것을 골반 부정렬 증후군이라고 표현한다.

골반 정렬과 관련된 인대들의 증상들
골반 부정렬과 관련된 요추 및 골반의 인대들과 근육의 통증 유발점(Trigger point)에서 생긴 문제가 내장으로 전이돼서 위장계

골반 부정렬 증후군과 관련된 내장기 증상들

및 비뇨 생식계 증상을 일으킬 수 있다는 많은 보고가 되고 있다. 그러한 증상들의 원인이 주로 인대들의 이완에 있다고 알려졌고 고장성 식염수나 포도당을 특정 인대에 투여함으로써 내장기의 일관적인 반응을 확인했을 뿐만 아니라 사지의 연관통 패턴까지도 파악해 보고되고 있다.

부정렬 증후군으로 인한 장요인대(Iliolumbar ligament)의 이완은 동측의 고환(Testis)이나 음경에 통증을 일으킬 수 있고 여성은 여성기의 통증이나 서혜부 통증을 유발할 수 있다고 보고된다. 간혹 위치상 맹장염일 경우 느끼는 통증 부위와 비슷해서 충수염으로 오인될 수도 있고 메스꺼움 같은 증상도 많이 나타나게 된다. 이어 요천인대(Lumbosacral ligament)의 이완은 방광 통증이나 잦은 배뇨 충동이 있을 수 있고 이는 부정렬 증후군의 치료 후 재발의 신호로 의미를 부여할 수도 있다.

이때는 배뇨로 증상이 완화되지 않는 것으로 재발했다는 것을 알 수 있지만, 골반 부정렬 증후군이 있을 때 방광에 가해지는 직접적인 물리적인 기전도 있을 수 있다는 것을 염두에 둬야 한다. 이는 방광이 비틀리는 힘을 받거나 방광 출구에 자극이 일어나게 된다는 것이다. 또 직장 부위의 통증도 일어날 수 있다. 천장관절 인대의 이완은 하복부에 민감증상을 동반한 통증을 유발할 수가 있으며 요추부의 인대들은 장 기능 장애가 발생할 수 있는데 부정렬이 재발하면서 바로 설사가 시작되다가도 재정렬과 함께 즉시 사라지는 경험을 할 수 있게 된다. 가끔 변비, 더부룩함, 복부 팽창감을 호소하기도 한다.

골반 부정렬은 골반에 의해 형성된 골반환(Pelvic ring)을 비틀리게 하면서 골반저 근육(Pelvic floor muscle)이 연결된 곳까지 비틀리게 만들 수 있다. 이때 골반저 이완으로 인한 요실금, 과도한 긴장으로 인한 변비나 불완전한 배뇨, 월경곤란증, 성교통, 성 기능 장애 등이 생기거나 재발성 방광염 및 요로감염도 자주 발생하는 것으로 보고되고 있다.

이때는 바로 골반 부정렬을 확인되는 사례는 드물고 산부인과나 비뇨기과 그리고 내과 및 외과에서 여러 상황을 거치는 경우가 많고 문제는 만성적이고 잘 반복된다는 것이다. 결국, 여러 치료과정을 거칠 때가 많으면 골반 부정렬을 의심해야 한다.

진단과 치료

처음 내원 시, 간단한 검사로 골반의 X-Ray나 초음파검사 그리고 근골격계 중심축의 체중부하 능력이나 평형 능력을 확인할 수 있다. 대개는 골반 좌우가 회전성(rotation) 부정렬인 경우가 많고, 때로는 상하로 비틀린 ▲업슬립(upslip) 부정렬 내외로 변형된 ▲아웃플레어(outflare) ▲인플레어(inflare) 부정렬도 있다. 이때 신발의 마모된 부분이 양쪽이 아주 다르게 나타날 때가 많고 하지의 근육 수축력과 긴장도뿐만 아니라 하지의 모양이나 자세가 좌우가 많이 달라지는 것을 느끼게 된다. 또한, 하지에서도 고유감각 오리엔테이션이 다르게 느껴져 잘 겹질리기거나 힘이 없는 등 조절이 잘 안 될 수도 있다.

X-Ray나 MRI 등 영상기법으로 잘 알 수 없어서 기능적인 접근이 필요할 때 많다. 머리부터 꼬리뼈까지 중력장에 대한 저항으로 변화된 척추 분절이나 척추 부분이 있는가? 또 근골격계와 신경계의 통합으로 지속해 작동되는 두개천골 리듬과 중배엽성 조직의 회복력에 대해서도 추측해 보는 것이 중요하다.

이런 통증이 있을 때 국소적인 치료 요법으로 물리치료, 약물치료, 인대 강화, 주사 등이 도움이 된다. 하지만 근본적인 치료로써 골반 부정렬을 해결해야만 한다. 자가 스트레칭 기법, 자가 교정운동기법 등도 있지만 안되는 경우가 많아서 근육 에너지 기법, 관절 가동술 등과 같은 교정치료를 하게 되고 골반 정렬이 된 후에도 지속적인 관리가 필요하다.

장기적인 관리 문제

치료가 잘 안 되면 두개천골 리듬을 이용한 도수치료도 할 수 있고 골반과 허리에 인대 강화 주사 요법으로 프롤로 치료도 도움이 된다. 그러나 한두 번의 치료로 끝나지 않으면 몇 개월, 몇 년에 걸쳐서 치료할 수도 있다. 이때 환자들은 치료자를 향한 신뢰와 함께 치료받으려는 의지를 갖고 지속적인 관리가 중요하다. 결국에는 골반 내부 미세한 움직임에 대한 고유감각 오리엔테이션을 느껴야 한다. 이 느낌으로 보행이나 일상생활 및 운동할 때 실제로 골반 전후, 좌우 상하 움직임을 맞춰 쓰면 대부분 치료가 마무리된다.

챕터 V 골반과 하지

Chapter VI
상지의 건강이 삶의 질을 좌우한다. 어깨와 팔의 조화

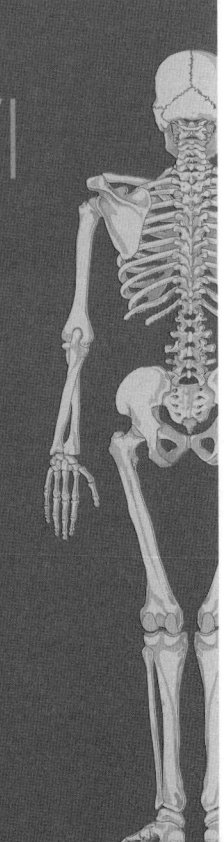

손 저림과
손목 터널 증후군

코로나19와 운동 변화

코로나바이러스 감염증(covid 19) 이후로 모든 사람의 활동이 크게 변했다. 특히 운동 영역에서 아주 많이 달라졌다. 동일한 공간 안에서 여러 사람이 동시에 하는 운동도 할 수 있지만, 혼자 집에서 하거나, 야외에서 비대면이 가능한 활동 등도 많이 하게 됐다.

이러한 경향으로 자기 스스로 몸에 대해 관찰하면서 몸의 반응을 좀 더 깊이 알게 되었다. 이는 운동하려는 현상도 나타나는 것 같다. 이는 아주 바람직한 현상으로 무언가가 궁금하면 언제든 확인할 수 있는 검색엔진, 유튜브 등이 이를 가속하는 듯하다.

손 저림에 대한 원인과 임상적 고찰

최근 이런 현상과 맞물려 손이 저리는 증상으로 병원에 내원한 분들에게서 여러 질문을 받게 된다. "혈액순환이 안 되는 것이 아닌가?", "신경에 문제가 생겼나?"라고 걱정하는 분들이 있다. 또 환자들 처지에서는 해결이 쉽게 되지 않아서인지 "갈수록 심해져서 잠을 못 잘 정도다", "자고 나서 아침에 붓고 심하다", "자면서 손을 흔들게 된다"라고 얘기하는 경우도 있다.

실제 임상에서 확인하면 혈액순환 문제는 거의 없고 대부분은 말초신경 압박 초기 증상이다. 압박이 급하고 심하면 대개는 말초신경의 감각 소실이나 운동 능력 장애가 발생한다. 압박 정도가 약하고, 좋아졌다 나빠지기를 반복하면 손 저림이 심하게 나타난다.

손에서 나타나는 저린 증상은 압박된 말초신경에 따라 다르게 나타난다. 정중신경, 척골신경, 요골신경이 지배하는 말초 부위와 관련돼서 나타난다. 그중 정중신경 압박 증상을 손목 터널 증후군이라고 한다. 손목의 전방으로 정중신경이 지나가면서 여러 가지 원인으로 눌리게 되면 1~3번째 손가락 손바닥 쪽이 저린 증상이 가장 흔하게 나타난다.

다양한 원인이 있지만 신경 자체에 문제가 있는 경우는 거의 없다. 근골격계의 문제로 신경이 지나가는 공간이 좁아져서 발생한다. 대부분은 손목을 통과하는 힘줄들을 안정시켜주고 운동을 원활하게 해주는 수근 건막, 수근관 인대가 비후되면서 압박이 오는 것이다.

일반적인 치료요법

아주 드물게는 연부조직 종양이나 뼈의 변형으로 오는 경우도 있다. 이 경우는 X-Ray, 초음파, MRI 등의 검사가 필요할 때도 있다. 비후된 건막으로 발생한 증상은 대부분 손목을 쓰는 것에 대한 제한 및 휴식, 약물치료, 물리치료, 안정부목 등이 도움이 된다.

특히 약물 중 강력하게 소염 작용을 하는 스테로이드가 도움이 되지만, 부작용 탓에 지속해서 쓸 수 없어서 대개는 일시적으로 사용한다. 하지만 손목을 쓰지 않고 살 수는 없다. 수근 건막이 비후되는 근본적인 문제가 해결되지 않으면 반복되고 점점 심해지는 것이 보통이다. 따라서 증상이 심해지면 결국에는 비후된 수근관 건막 및 인대를 절개하는 수술이 필요하다. 수술은 간단하고 부작용이 별로 없어 좋은 치료라 할 수 있다.

인체의 통합적인 관점에서 치료

또 다른 방법으로 수술이 싫다면 수근 건막이 비후되는 원인을 해결하는 것이다. 시간이 걸리고 반복해서 내원해야 하는 단점이 있지만, 근본적인 근골격계 기능 회복을 위해선 충분히 고려해 볼 만하다. 일하고 생활할 때 손과 팔을 쓰는데 아프지 않고 지속해서 쓰려면 조건이 있다. 먼저 두개골, 경추, 흉추에서 어떤 상황에서도 적절한 호흡이 유지돼야 하고, 동시에 허리, 골반, 하지에서 동적 평형이 가능해야 한다.

팔로만 쓰지 않고 몸 전체로 회복력이 작동되게 하면서 활동하면 손목에서 비후된 건막이 잘 생기지 않으며, 만약 생기더라도 회복될 수 있다는 것이다. 이런 치료로서 첫 번째 단계는 변형되거나 기능이 손상된 척추 단위를 치료하는데, 직접적으로는 경추, 흉추가 관련된다. 두 번째 단계로는 반복되지 않도록 골반, 허리, 두개골에서 부교감 신경계와 관련된 회복력을 해결해 주는 것이다. 이를 두개천골운동(Crano-Sacral Motion) 치료라고 한다. 세 번째 단계에서는 이것을 본인이 느껴서 일하고 운동하고 생활할 때 끊임없이 스스로 사용하도록 반복해서 치료하고 교육하는 것이다.

흉곽 탈출 증후군과 손 저림

경흉추부 3차원적인 구조의 변화나 기능 이상으로 흉곽 탈출 증후군도 손 저림 증상이 흔하게 나타날 수 있다. 흉곽 출구는 해부학적으로 전사각근(Anterior Scalenius Muscle), 중사각근(Middle Scalenius Muscle) 및 제1늑골(1st Rib)이 이루는 삼각형을 지나기 시작해 다음은 제1늑골과 쇄골(Clavicle) 사이를 지나고 하방에서 오구돌기(Coracoid Process), 소흉근(Pectoralis Minor Muscle) 및 오구막(Coracoid Membrane)이 이루는 협소한 간격을 지나 액와(Axilla)에 이르게 된다. 그 과정에 눌리게 되면 상지에 이상 감각과 저림, 통증이 나타나게 된다. 혈관이 눌려서 붓거나 청색증

(Cyanosis) 등도 드물게 나타날 수 있다.

간단한 치료로는 물리치료, 약물, 주사 등을 시작하게 되는데 해결이 잘 안될 때가 많다. 스트레칭이나 운동요법 등도 도움이 될 수 있지만, 대개는 쉽지 않다. 잘못된 자세와 반복적인 머리 위 작업 등이 증상을 악화시킬 때가 많다. 비정상적 자세로 보상적 과제 수행 패턴이 신경 주위에 기계적 압력을 증가시킬 때가 많고 위쪽 등과 목, 어깨에 근육 긴장이나 근육 약화로 인한 불균형을 더욱 촉발하기 때문이다.

목빗근(Sternocleidomastoid Muscle)의 긴장은 앞쪽 머리 자세의 원인이 되고, 위등세모근(Upper Trapezius Muscle)과 견갑거근(Levator Scapula Muscle)의 과도한 긴장은 상지대(Shoulder Girdle)의 올림(Elevation)을, 대흉근(Pectoralis Major Muscle)과 소흉근(Pectoralis Minor Muscle)의 긴장은 어깨 견인(Protraction)을 발생시킨다. 이런 근육들의 긴장을 제거해 주면서 전거근(Serratus Anterior Muscle), 중간과 하부 승모근(Mid-Lower Trapezius Muscle)을 강화하면 호전될 때가 많다.

도수치료의 필요성

이렇게 해서 많이 좋아질 수 있지만 만성적이고 비특이적인 근육 불균형이나 근육 약화, 또는 흉곽의 변형, 흉추 후만곡(Thoracic Kyphosis)의 소실, 경흉추 이행부(Cervicothoracic Junction) 및 흉쇄관절(Sterno-Clavicular Joint), 견봉쇄골 관절(Acromio-Clavicular Joint), 견갑골(Scapular) 등의 기능 부전이 있을 경우는 자주 반복된다. 이런 경우 도수치료와 더불어 구조적 회복력을 위해 주사치료를 병행하면 가장 효과적일 때가 많다.

두개천골리듬에 바탕을 둔 골반의 천장관절(Sacroiliac Joint)의 기능 회복 및 안정성, 그리고 두개골과 상경추부(Upper Cervical Spine)의 기능이 회복돼야 한다. 이 같은 도수치료로서 SOT(Sacro-Occipital Technique), CST(Cranio-Sacral Therapy), 정골요법(Osteopathy) 등을 시행하게 된다. 턱관절 장애(Temporo-Mandibular Disorder)나 귀울림(Tinnitus) 등이 흉곽 탈출 증후군에서 동반되는 경우가 많이 있다.

어깨 충돌 증후군과 회전 건개 손상

어깨 통증의 일반적인 상황

야구나 골프 등 상지를 많이 사용하는 스포츠 활동을 즐기는 사람들에게 어깨 통증은 매우 흔하게 발생한다. 수영, 테니스, 배구와 같은 운동도 마찬가지다. 또 특별히 스포츠 활동이 아니더라도 몸의 회복력과 관계되는 호흡과 골반의 균형이 안 좋은 경우, 일상생활에서도 어깨 움직임의 어떤 각도나 방향에서 통증이 오는 경우가 있다.

어깨 통증의 원인은 여러 가지가 있지만 가장 흔하고 병리 현상의 진행 과정 중 초기 형태인 것이 충돌 증후군이다. 해결이 안 되면 심해져서 밤에 통증이 심해질 수도 있고, 아픈 어깨 쪽으로 눕지 못하는 경우도 생긴다. 간혹 어깨 부근에서 소리가 나는 경우도 있다.

어깨의 동적 균형에 대한 고찰
어깨는 손과 팔을 사용하기 위해 상지 전체를 잡아주는 역할을 하는데, 관절운동 범위가 커 자주 병적인 상황에 노출된다. 팔을 들어 올릴 때 주로 어깨 삼각근을 사용하는데, 먼저 어떤 관절 각도에서도 견갑골의 관절와(Glenoid cavity)와 상완골의 골두(Humeral head) 사이에 견고한 동적 중심화(Dynamic centralization)가 이뤄져야 한다.

이것을 이루는 것이 회전건개(Rotator cuff)인데, 4개의 근육(극상근, 극하근, 소원근, 견갑하근)의 힘줄이 합해져서 생긴 힘줄(건, Tendon) 구조물이다. 회전건개의 근육들은 전체가 견갑골에서 시작하는데, 이 견갑골 자체는 우리 체간에서 거의 분리된 형태고, 주로 견갑골 주변 근육(승모근, 전거근, 능형근, 광배근, 견갑골 거상근 등) 들의 힘과 균형으로 안정성을 유지한다. 그래서 어깨 움직임의 어떤 각도에서도 견갑골의 동적 안정을 유지해 주는 근육의 짝힘(Scapular rotator force couple)과 회전건개와 삼각근과의 짝힘(Rotator cuff-deltoid force couple)이 중요하다.

그런데 다치거나 과도한 사용 등으로 근육 피로나 불균형이 있는 경우, 회전건개가 움직이는 견봉하 공간(Subacromial space)이 좁아지고 회전건개 힘줄이 압박받게 되는 것이다. 이럴 때 압박을 받는 어떤 움직임 각도에서 통증이 오는 것을 어깨 충돌 증후군이라 한다. 대개는 X-Ray와 임상 진찰로 진단이 가능하다.

치료에 대한 통합의학적인 관점

회전건개가 좁은 공간에서 반복해서 충돌이 일어나고 어깨관절의 동적 중심화(Dynamic centralization)와 안정성(Stability)이 지속해서 손상된 상태로 활동하게 되면 병리현상이 진행되면서 회전건개 파열이 일어난다. 회전건개의 손상이 심할 경우 수술도 하게 되는데 초음파나 MRI로 정확한 손상 정도를 확인하고 진행한다. 심하지 않으면 대개는 수술 대신 물리치료, 운동요법, 약물치료, 국소 주사 요법 등으로 해결할 수 있다.

하지만 손상 정도가 심하지 않은데, 이러한 치료로 해결되지 않는 경우도 있고, 좋아진 후에도 반복되는 경우도 있다. 이런 경우는 견갑골을 안정시키는 근육들의 짝힘 불균형이 심하고, 관절의 동적 불안정성이 있는 경우이다.

이때 치료는 국소적인 방법과 근골격계 전체적인 회복력에 대한 치료를 병행하면 훨씬 효과적일 때가 많다. 전체적인 회복력 치료로는 견갑골 주변 근육들이 기시하는 두부(승모근) 경추(승모근, 견갑골 거상근), 흉추(승모근, 능형근), 요추 및 골반(광배근), 늑골(전거근) 등의 기능적 움직임을 좋게 해주는 것이고, 결과적으로는 근골격계, 신경계 통합 및 능동적인 동적 회복력이 작동되게 해주는 것이다.

테니스 엘보우에 관해

주관절 주변의 외측 상과염(Lateral Epicondylitis)인 테니스 엘보우 (Tennis Elbow)는 근골격계를 진료하는 의사들이 흔하게 접하는 질환 중 하나다. 심각한 병은 아니지만 반복될 때가 많으며, 환자 중 일부는 여러 병원에 다니면서 많은 치료를 했음에도 효과를 못 봤다는 경우가 있다.

테니스도 안 치는데 테니스 엘보우?
테니스 엘보우는 팔꿈치 바깥쪽 돌출된 부위에 통증과 함께 염증이 발생한 상태를 말하는데, 염증은 항생제를 쓰는 세균성 염증이 아니라 반복된 부하(Loading)에 의한 조직 손상이 회복되지 않으면서 생긴 염증이다. 염증성 물질이 축적되기도 하고 건손상이 있기도 하다. 주로 손목관절을 신전시키는 근육과 힘줄이 부착되는 부위인데 주로 요골측 손목 신전근(Extensor Carpi Radialis Longus, Brevis), 손가락 신전근(Extensor Digitorum Communis)이 문제가 되고, 회외근(Supinator)도 관여한다고 생각된다.

급성 염증인 경우 근막염(Fascitis), 건초염(Tendinitis), 좀 더 만성적이고 상지 전체의 근육 불균형과 동반된 경우는 건병증(Tendinosis)이라고 명명한다. 증상은 팔꿈치 바깥쪽에 통증과 더불어 저리거나 힘이 빠지는 느낌 등이 있고 심하면 손목까지 전이통(Referred Pain)이 나타날 수 있다.

일반적인 치료는?

치료는 물리치료와 약물치료를 병행하면서 손목 사용을 줄이고 보조기를 사용하면 많이 좋아진다. 하지만 심한 경우와 손목 사용을 많이 하는 경우는 반복될 때가 종종 있다. 그런 경우 인대 강화요법(Prolotherpy), 충격파 치료 등이 효과적이다. 스테로

이드 주사도 사용할 수는 있는데, 효과는 좋지만 자주 사용하면 더 약해지는 부작용이 있다. 이런 모든 치료를 했는데도 반복되는 경우도 있다. 일부 환자들은 병원 치료는 물론 한방요법의 침, 부황, 한약, 추나요법 등을 포함해서 다 해봤지만 만족스러운 해결은 되지 않았다고 표현하는 경우도 있다.

반복되고 해결이 안 될 때는 어떻게?
팔을 안 쓰고 살기는 어려워서 다시 많이 쓰거나 운동을 하면 반복되는 것이다. 골프나 테니스를 치는 자세를 교정한다든지, 일하는 작업 패턴을 바꾸는 것이 도움이 될 때가 많은데, 이 경우는 본질적으로 팔을 쓰는 데 필요한 근위부(Proximal Part)의 안정성을 높여주는 방법이라 생각된다.

어깨관절의 회전건개(Rotator Cuff)와 삼각근(Deltoid Muscle)의 짝힘(Counter Force)이 잘 되는지, 견갑골(Scapular)의 움직임의 안정성은 있는지, 경추나 흉추 부위의 기능 부전은 없는지, 두개천골운동의 호흡과 균형 문제는 없는지 등을 확인하면서 해결해야 할 경우도 많다. 이런 경우 의식적인 자세와 운동방법만으로 일부 해결되는 때도 있지만 무의식적인 조절력으로서 자율신경계, 물리적인 자동조절 동적 평형 시스템(Dynamic Balancing System)의 문제는 쉽지 않다. 특히 골반 불안정성(Pelvic Instability)이 문제가 될 때가 많다. 이때 SOT(Sacro-Occipital Technique)로 두개천골리듬을 이용한 도수치료로 골반의 천장관절(Sacroiliac Joint)의 안정성을 치료하면서 경추, 흉추의 기능, 어깨관절의 안정성을 복합적으로 치료하고 주관절 주위 근육군의 균형을 잡아가는 치료를 한다. 이런 치료만으로 해결되지 않을 때도 있어서 주사요법을 병행하면 가장 효과적일 때가 많다.

흉쇄관절 증후군에 대해

흉쇄관절 증후군이란?

흉쇄관절이란 가슴 가운데 있는 흉골(Sternum)과 흉골의 제일 윗부분의 좌우에 쇄골(Clavicle)이 관절을 이루는 곳을 의미한다. 정형외과 진료실에서는 흉쇄관절 문제를 자주 경험하게 되는데, 진료하다 보면 환자 전면을 보다가 흉쇄관절의 좌우가 너무 다르게 보여 촉진해 보고 얘기해 줄 때도 있다. 본인이 좀 튀어나왔다고 말하거나 약간의 증상이 있다고 호소할 때도 있다.

보기에 많이 튀어나왔거나 형태가 변한 정도에 비해 대부분은 증상이나 불편함이 생각보다 거의 없는 경우가 많다. 가벼운 골연골염(Osteochondritis)이 있거나 기능이 약해진 인대에 의해 관절 아탈구(Subluxation)가 일어난 상태가 대부분이다. 심하면 탈구(Dislocation)가 일어나 많이 튀어나오게 된다.

해부학적, 생체역학적 고찰

흉쇄 관절면은 횡축(Transverse axis)과 종축(Longitudinal axis)으로 홈이 파여 있다. 종축의 홈은 쇄골의 거상(Elevation)과 하강(Downward motion) 및 횡축의 홈은 쇄골의 전인(Anterior motion)과 후인(Posterior motion)을 용이하게 해준다. 어깨 관절(Shoulder joint)을 돌리면 쇄골도 따라서 회전하는 데, 거상 시 최대 45도, 하강 시 최대 10도, 전인과 후인 시 15~30도, 전후방 회전할 때는 최대 50도까지 움직임이 있다.

치료

만약 젊고 활동적인 사람이 외상으로 갑자기 염좌나 탈구가 발생하면 정상 활동을 위해 아주 원상적인 회복이 필요하므로 수술적 방법까지 염두에 두고 치료해야 한다. 이런 경우는 드물지만 필요하다면 자세한 검사를 해야 할 수 있다. X-Ray는 기본적인 확인이며, MRI, CT, 초음파 등의 검사도 필요할 때가 있다.

그러나 진료실에서 확인되는 대부분의 흉쇄관절 문제는 나이가 들어가면서 만성적으로 근골격계 전체의 변화가 진행되면서 구조적인 변화가 일어나는 경우가 많다. 이때는 수술적인 방법보다 보존적인 치료를 주로 하게 된다. 치료는 통증을 없애고 불편을 해소하기 위해 물리치료 및 약물요법을 사용한다. 구조적인 변화를 바꿔줄 수는 없지만, 대부분 증상을 완화해 줄 수 있고 일상생활에 문제가 없게 된다.

반복되는 문제와 구조적인 변화의 회복 문제를 해결해 주는 것이 필요할 수도 있다. 이때는 주로 흉골과 쇄골에 부착된 쇄골하근(Subclavius m.), 흉쇄유돌근(Sternocleidomastoid m.), 대흉근(Pectoralis major m.) 등의 기능을 회복시키면서 구조적인 근골격계 회복력을 위한 도수치료와 운동요법을 사용하게 된다. 또한, 목과 머리의 움직임, 흉곽과 팔의 움직임, 호흡과 동적 평형 등을 염두에 두고 치료해야 한다. 충분한 구조적 변화에 대한 인식과 근육의 불균형 문제를 고려해야 하고 신경계-근골격계의 통합 능력을 고려해 도수치료를 진행해야 한다.

만성적으로 반복되고 난치성인 경우 치료

만약 충분한 주변 조직들의 회복과 균형이 이뤄지지 않은 상황에서 서둘러 흉쇄관절 도수정복이 시행될 경우, 가끔 예기치 않은 일이 일어날 수 있다. 팔의 저림이 심해진다든지, 턱관절 증상이나 이명, 어지러움 등이 생길 수 있다. 청력 문제나 고막 문제 등을 호소하는 경우도 있다.

물론 곧 해결될 수도 있지만, 지속적인 형태로 남을 수도 있다. 이는 흉쇄유돌근이 측두골(Temporal bone)의 유양돌기(Mastoid process)에서 시작되기 때문에, 구축된 근육에 의해 측두골에 힘이 가해져 발생할 수 있다. 그래서 흉쇄유돌근의 충분한 긴장 완화를 위해 국소적인 치료를 많이 해야 한다. 이걸로 충분치 않다면 두개천골리듬(Craniosacral rhythm)에 의한 회복력을 사용해 치료할 수도 있다.

이때 양쪽 측두골의 유양돌기 사이에서 후두골(Occiput)의 움직임과 골반의 천골 움직임이 동시성을 가지고 기능적으로 움직이게 된다. 제1, 2경추(Atlas, axis)나 제1, 2, 3흉추(Thoracic vertebrae), 횡격막이나 요근(Psoas m.) 등에 기능장애가 심할 경우, 골반의 불안정과 흉쇄유돌근의 과도한 긴장으로 호흡을 유지하려는 경향이 생긴다. 이 문제를 고려하면서 치료하는 것이 좋다고 생각한다.

이러한 치료법으로써 근골격계의 운동이 시작될 때 받침대로서 기능하는 골반의 천골의 움직임을 회복시키면서 천장관절(Sacroiliac joint)의 체중 부하 능력을 키워주는 치료가 효과적이다. 이와 더불어 구조적 안정과 인대 강화를 위해 주사요법을 병행하게 된다.

어깨가 건강해야 생활이 윤택해진다

어깨 탈구가 불안정 증후군?

유독 어깨가 잘 빠지는 사람이 있다. 여러 가지 치료에도 불구하고 해결이 잘 안 되는 것이 특징이다. 평소에 운동도 많이 하고 근력이 좋은 데도 어깨는 물론 거의 상체를 움직이지 못하는 응급상황이 돼서 내원하는 경우도 있다. 이 경우 X-Ray 검사를 시행하면 완전 탈구(Shoulder Dislocation)도 있고, 가끔은 근육이나 인대가 손상된 염좌, 아탈구(Shoulder Subluxation)로 나타날 때도 있다.

어깨 탈구가 처음 발생한 것이라면 대개는 외상이 동반되거나, 과도한 움직임을 시도한 경우가 대부분이다. 탈구에 대해서는 정형외과적인 여러 가지 분류가 있고 또 응급상황으로 적절한 도수정복술이 시행돼야 한다. 드물게는 수술적 방법이 필요한 경우도 있다.

만성 불안정 증후군이라면?

그러나 처음이 아니고 반복돼서 나타나는 경우는 심한 외상을 받은 것도 아니고 무리하게 움직인 것도 아닌데 탈구나 아탈구, 염좌가 발생하는 것으로, 이는 만성적인 어깨 관절 불안정(Shoulder Instability) 증후군이라고 한다.

처음 외상성 탈구는 많은 주변 조직 손상을 동반한 경우가 많다. 치료를 진행하다 보면 여러 가지 이유로 관절의 안정성이 영향을 받은 상태가 지속될 수도 있는데, 이 경우에 만성적인 불안정 증후군이 될 수도 있다. 그러나 큰 외상이 없이도 만성 불안정 증후군이 발생하는 경우도 많다. 만성적인 근육 약화나 근육 불균형이 있는 경우는 어깨 탈구의 경험 없이도 잦은 어깨 주변의 통증, 만성적인 불안정으로 인한 아탈구 등이 진행될 수 있다.

심하진 않지만 어깨 통증이 자주 있으면서 목과 팔이 아플 때도 있고, 어깨가 빠졌는데 본인이 집어넣었다고 얘기하는 경우도 있다. 이 경우는 탈구는 아니고 의학적으로는 아탈구로 볼 수 있다. 어깨 불안정은 시작에 따라 외상성 또는 비외상성으로 구분한다. 외상성은 일방적으로 한 방향에서만 탈구가 발생하고, 수술적 방법이 필요하다. 비외상성은 한쪽 어깨만 있을 때도 있지만 흔히 양쪽 어깨에 여러 방향에서 불안정이 나타나고, 비수술적 방법으로 치료하게 된다.

비외상성을 흔히 기능적 어깨 불안정(Functional Shoulder Instability)라고 하며 근육 활성화 패턴과 근육의 힘, 그리고 연부조직의 유연성에서 불균형이 진행되는 것과 관계가 있다. 어깨관절 주머니(Shoulder Joint Capsule)와 관절 가동 범위의 불균형, 회전건개(Rotator Cuff)와 삼각근 사이의 짝힘(Force Couple) 불균형, 견갑골 회전근 및 안정화 근육(Scapular Rotator & Stability Muscle) 사이의 짝힘 불균형, 주로 이 세 가지 요소가 지속적인 동적 안정성에 영향을 주는 것으로 보인다.

이 경우 대개는 운동치료요법 및 국소적인 물리치료 요법을 사용해 치료한다. 운동치료요법은 닫힌 사슬 운동(Closed Chain Exercice)을 이용한 회전건개 및 견갑골 회전근 강화운동을 하면 많은 도움이 된다. 이 같은 치료만으로 해결되지 않으면 두개천골 리듬(Craniosacral Rhythm)을 이용한 치료를 하게 된다.

오십견과 원인들
오십견(frozen shoulder)은 어깨통증과 더불어 관절운동 제한이 오는 질환으로, 대부분은 보존적 치료에 잘 낫는 자가회복 질환(self-limited disease)으로 알려졌지만, 너무 많은 시간이 소요돼 고통과 함께 삶의 질이 너무 떨어지는 경향이 있다. 일부에서는 회복 후에도 부분적인 관절운동 제한이 남을 수가 있고, 또 통증이 너무 심하고 해결이 잘 안 돼서 수술적인 치료를 하는 경우도 많다

특별한 원인이 없는 경우는 특발성 동결견(idiopathic frozen shoulder)이라고 하고 당뇨병, 갑상선 질환, 경추질환, 흉곽내 질

환, 외상 등에 의해서 이차적으로 발생하는 경우를 '이차성 동결견'이라 한다. 이 경우는 다시 내인성, 외인성, 그리고 전신성으로 나눌 수 있다. 내인성은 견관절 주변의 외상 또는 염증 변화가 원인이 돼 발생하는 것으로 회전 건개 파열(rotator cuff tear), 석회화 건염(calcific tendinitis), 견관절 주위의 골절(fracture) 등을 들 수 있다. 외인성은 견관절 외부의 질환에 의해 발생하는 것으로 심장질환, 호흡기 질환, 경추 질환 등을 들 수 있고, 전신성은 대사성 질환에 의해 발생하는 것으로 당뇨병, 갑상선 기능 항진증 등이 있다.

오십견에 대한 진단과 치료

진단은 X-Ray와 임상 진찰만으로도 쉽게 하는데, 만약 특별한 질환이 있다거나 수술이 필요할 경우는 더 자세한 검사가 필요할 수도 있다. 치료는 보존적인 치료가 원칙인데 수동적 신장운동(passive stretching exercise), 관절내 수압요법(hydraulic distension), 관절 내 주사(intra-articular steroid injection), 도수 조작(manipulation) 등을 주로 시행한다. 충분하고 적절한 보존적 치료에도 관절 구축이 너무 심하고 통증이 심하면 관절경(arthroscope)을 이용해 관절낭 유리술(capsule adhesiolysis)를 시행하면서 마취하에서 도수조작을 실시한다. 이러한 방법으로 관절 구축과 운동 제한 등은 어느 정도 해결이 되는데, 문제는 일상생활이나 운동을 할 수 있는 기능은 다 해결되지 않는 경우가 많다.

오십견에 대한 전신근막과 관련되어 결합조직의 연속성에 대한 의견
견관절 주위에서 유착이 일어나는 것은 결합조직(connective tissue)인데, 이러한 결합조직의 대부분은 교원섬유(collagen fiber)와 탄력섬유(elastic fiber)로 돼 있다. 이러한 조직들은 동적 균형 상태(dynamic equilibrium)로 있으며 탄력성 교원질 복합체로서 작동하고, 섬유아세포가 핵심이며 형성된 근막의 수축을 일으키는 것으로 보인다.

단일체는 신경의 지배를 받으며 수축과 이완을 하는 근막의 메커니즘으로 작용한다. 탄력성 교원질 복합체(elastocollagenous unit)에서는 탄력섬유가 핵심이며 교원 물질이 탄력섬유를 중심으로 감겨있다. 탄력성 교원질 복합체는 지각신경과 운동신경 모두에 신경 지배되는데, 팽창의 한계점에서 신전자극은 감각적 통각과 수축 반사를 일으킨다. 또 근막은 전기전도 능력을 가지고 있으며, 이로 인해 반복된 과도한 근막 수축은 통증과 조직의 활력 상실을 가져올 수 있다.

기능적 관점에서 전신 근막은 유일하게 지속해서 덮고 있는 결합조직이라 할 것이다. 머리에서 발끝까지 연속적으로 연결되며 내장(visceral organ), 내장강(visceral lumen), 근육 그리고 골격 구조를 감싸는 주머니를 가지고 있으며, 동심성의 관을 통해 중추신경계(central nervous system) 및 척주(spine)와 관련된 구조물이 통과하고 있다. 이를 뇌막(meninges)이라고 하는데, 경막(duramater), 지주막(arachnoid), 연막(piamater) 등과 밀접한 관련이 있으며 3개의 막이 각각의 움직임에 제한을 가하지 않으면서 운동성을 가진다. 특히 경막은 전신 근막과 두개골 봉합(cranial suture)을 통해 연결돼 있고 서로에게 영향을 줄 수 있다.

두개천골리듬이 적절하게 작동해 가장 깊숙한 결합조직 막의 연접한 조직에 대한 가동성(mobility), 내재된 고유의 파동적 운동성(motility)이 유지되면 유착이 잘 일어나지 않는데 그 능력이 떨어지면 유착이 쉽게 일어나게 된다. 무엇보다 견관절에서는 관절 운동 범위가 크고, 상지의 중력으로 쉽게 손상이 일어나며

관절중심화(centralization)가 쉽게 어긋나서 관절의 기능이 떨어지게 되고 가동성과 파동적 운동성이 작동되지 않으면서 유착이 잘 일어날 수가 있다. 이런 관점에서 기능 회복과 통증 완화를 위해, 관절 운동 회복을 위해 두개천골리듬을 이용한 호흡과 골반의 동적평형 치료가 도움이 될 수가 있다. 이런 노력만으로 부족할 때가 많아서 구조 안정이나 회복력 강화를 위해 두경부, 경흉추부와 더불어 천장관절 주위와 요천추부의 주사 요법을 시행한다.

난치성 턱관절 질환과
경흉추 이행부 '관계'

일상에서 턱관절 문제? – 왜 난치성인가?

턱관절(temporo-mandibular)과 관련된 문제로 내원한 환자를 진료할 때는 의사로서 집중해야 할 때가 많다. 이것은 아마도 환자의 문제가 만성적인 경우가 많고, 다양한 진료 경력으로 인해 조심스럽기 때문일 것이다. 좀 심하면 다양한 치과 치료는 물론이고, 한의원이나 여러 과의 치료 방법, 그리고 치료 부목이나 기구 등을 경험하고 내원하게 된다. 그렇게 많이 진료했는데도 만족스럽게 해결되지 않아서 환자는 상당히 예민해져 있고, 너무 많은 의료 정보로 인해 혼란스러워하기 때문에 조심스럽게 접근할 수밖에 없다. 턱관절 자체의 증상은 통증이나 불편감, 소리(click), 운동장애 등이지만 이 악물기(bruxism)나 전체적인 치아의 증상도 있을 수 있다. 흔히 동반되는 증상으로 이명이나 어지러움, 난청 문제 등의 귀 증상을 비롯해 눈의 피로나 눈 주위 통증, 떨림 등의 눈 증상, 비염, 코골이, 수면 무호흡증 등의 코 증상이 있을 수 있고 한숨을 자주 쉬거나 인후부(pharynx)에 뭔가 걸린 느낌도 있을 수 있으며 가슴이 답답하거나 숨쉬기가 곤란한 예도 있다. 또 만성적인 근골격계 증상을 호소하는 경우가 많은데 주로 두통, 편두통, 그리고 목덜미, 어깨 등이 뻣뻣하거나 자주 아프다고 하며 머리나 목, 어깨가 한쪽으로 기울거나 상하지에 차갑고 시리다고 호소할 때도 많다. 오래 앉아 있으면 허리나 골반 등의 불편함, 그리고 오래 걸을 때 발과 하지 문제도 많이 동반되고 그 외에도 만성 피로, 갑상선 질환, 생리적인 부인과 문제, 골반저 근육(pelvic floor muscle)과 관련된 증상들이 있을 수도 있다.

이렇게 많고 다양한 증상이 동반된다는 것은 경막(duramater)의 긴장이나 비틀림이 있으면서 여러 부위에 근골격계-신경계 통합(neuro-muscular integration) 문제가 발생하고 자율신경계 기능

부전이 일어난다는 것이다. 머리나 목 부분에서 주로 일어날 때는 눈과 귀, 그리고 말하고 씹고 삼키고 머리를 움직이면서 호흡하는 문제가 주로 나타나고 골반과 요추부에서 발생하면 근골격계 문제와 골반 장기나 비뇨생식기(urogenital system) 문제가 동반되는 경우가 주로 나타나는 것이다.

턱관절과 경흉추 이행부와의 관계

경막의 비틀림과 두개천골리듬(craniosacral rhythm) 장애가 있는데 상지(upper extremity)를 과도하게 사용하면서 변화가 일어날 때는 주로 경흉추부에 관련돼 다양한 형태 변화와 증상이 나타나게 되는 데 아무래도 경흉추 이행부(cervico-thoracic junction)에 대한 근본적인 치료가 쉽지 않아서 난치성 턱관절 문제로 나타나게 되는 것이 흔한 것 같다.

겉으로는 등이 굽거나 어깨가 굳어지고 턱과 머리가 앞으로 치우쳐지는 경우가 많다. X-Ray에서 특징적으로 하부 경추의 퇴행성 변화나 상부 흉추들의 회전성 위치 변화, 그리고 상부 흉곽의 앞뒤 폭이 좁아져 있는 것, 흉요추 이행부(thoracolumbar junction)의 만곡 변화의 소실 등이 특징적으로 나타난다. 상부 흉추들의 회전적 기능부전으로 앞쪽의 흉골~쇄골 관절 부위가 좌우 다르게 튀어나올 수도 있고 거기에 붙는 흉쇄유돌근의 좌우 긴장이 다르면서 측두골(temporal bone)과 턱관절을 비틀리게 만드는 것이고 이것이 이명이나 어지러움, 그리고 턱관절 증상을 악화시키거나 치료 후에 증상이 없어졌다가도 반복돼 나타나는 것이다.

경흉추부의 기능부전으로 횡경막 신경(phrenic nerve)이 자주 영향을 받으면서 호흡의 어려움과 횡격막 주변의 조직 움직임이 만성적으로 제한돼 반복되는 소화 장애도 당연히 동반되는 경우가 많다. 이런 경우에는 여러 가지 턱관절 문제를 치료하는 방법을 동원하면서 상지를 쓰는 것을 많이 제한해야 근본적인 치료로 접근하기가 쉽다. 골반의 불균형 및 기능부전의 치료와 더불어 후두골과 접형골의 움직임, 상부 경추들의 앞쪽 근육들의 강화가 필수적으로 이뤄져야 만성적인 증상이나 반복되는 문제가 해결될 수가 있다고 생각된다. 이런 경우 만성적인 구조적 불안정, 회복력 저하 등을 위해 주사 요법을 병행하는 것이 효과적이다.

교감신경 반사성 위축과 작열통

가끔 진료실에서 경직되고 기능이 없는 위축된 사지 증상을 보게 된다. 손상이나 질병으로부터 회복되는 과정에 있어 시간이 지남에 따라 호전되지 않고 예상외로 심한 감각장애 및 기능장애가 나타나는 것을 보는데, 이렇게 되면 잘 해결되지 않고 상태가 심해져서 환자는 신경과, 재활의학과, 통증크리닉, 정형외과, 신경외과 등 여러 병원을 돌아다니게 될 때가 많다.

교감신경의 반사성 말초 증상들
가장 뚜렷한 증상으로 화끈거리고, 찌르는 듯하며, 가벼운 접촉이나 운동으로도 통증이 심해지고 시간이 지날수록 악화한다. 붓는 것은 흔히 관절 주변에서 시작해 점차 주변으로 확대된다. 강직은 처음에는 동통 때문에, 다음에는 종창 때문에, 나중에는 섬유화와 유착 때문에 나타난다. 변색은 모세혈관 확장에 의해 붉은 색, 정맥혈관의 수축에 의해 청색으로, 동맥혈관의 수축으로 창백하게 나타날 수도 있다.

다양한 임상 형태
임상 형태는 다양해 말초신경의 가벼운 손상으로 시작해 손상된 신경을 건드릴 때 급격한 통증이 오는 소작열통(minor causalgia), 가장 많이 보게 되는 가벼운 외상 후 손의 근위지절에 가벼운 강직이 나타나는 소외상성 위축(minor traumatic dystrophy), 견수 증후군(shoulder-hand syndrome), 골절 등의 외상 후 손이나 전박부에 동통, 강직, 종창, 기능장애, 골조송증 등이 뚜렷하게 나타나는 대외상성 위축(major traumatic dystrophy), 대작열통(major causalgia) 등으로 나타난다.

치료
치료는 빠를수록 좋은데 늦어지면 조직반응이 비정상적인 교감

신경 반사를 일으키고 또 혈관 경축을 일으키면서 동통이 심해지고 계속 악순환되면서 섬유화(fibrosis)와 위축성 사지를 발생시키기 때문이다.

그러므로 치료 목적은 악순환을 중단시키고 동통 없이 운동할 수 있게 하는 것인데, 먼저 지속적인 동통성 병변이 있다면 제거하는 것이 중요하다. 물리치료나 통증을 완화하는 약물요법을 시행하는 데 교감신경 반사차단을 위해 국소마취제를 사용한 체성신경 차단술, 성상신경 차단술(Stellate ganglion block) 등을 할 수가 있다. 부신피질 호르몬 제재(스테로이드) 약물이 비정상적인 교감신경반사를 차단하지는 못하지만, 동통과 종창, 섬유화를 완화하는 데는 효과적이다.

이외에도 신경병성 통증(neuropathic pain)에 가바펜틴(gabapentin)이 효과적이며 심하면 수술적 요법으로 교감신경 절제술을 사용하기도 한다.

통합의학적인 치료
그러나 장기화된 경우를 많이 치료하다 보면 외상이나 병변이 발생하기 전에 대부분 교감신경 항진이 동반된 자율신경계 장애가 있는 것을 보게 된다. 근골격계(musculoskeletal system)의 회복력 문제가 지속해서 있다가 근골격계-신경계 통합(neuromuscular integration)에 문제가 생기고 두개천골리듬(Craniosacral rhythm)에 제한이 많아지고 분절성 체성기능 장애(segmental somatic dysfunction)가 많이 동반돼 있는 것을 확인할 수가 있다.

그래서 좀 더 효율적인 치료는 국소적인 요법도 진행하지만, 두개천골리듬을 이용한 치료 방법을 병행하는 것이다.

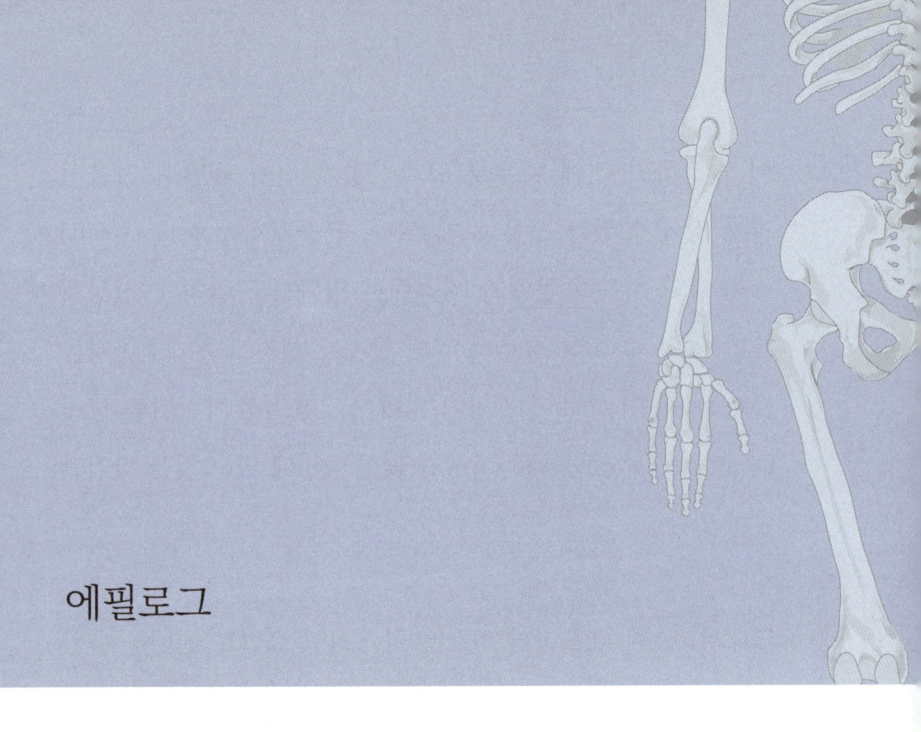

에필로그

20대 초부터 시작한 의학과 전공과목으로 선택한 정형외과를 40년 이상 경험하였습니다. 학생으로서, 전공의로서, 정형외과 군의관으로서, 그리고 임상 전문의로서 열심히 한다고 했지만 생명현상의 심오함과 무한함에 항상 부족함을 느끼고 순간순간 절벽 같은 한계를 느껴오곤 하였는데 어느덧 은퇴 시점에 다다랐습니다.

임상의사로서, 개업의로서 일이십 년은 무척 열심이었고 내가

배웠던 정형외과 학도로서 부끄러움 없이 잘 수술하고 치료하려고 부단히 노력하는 시간이었습니다. 알 수 없는 원인에 의해 끝없이 생명의 에너지가 소모되고 구조가 변형되면서 아픔에 시달리는 것에 대한 치료로서 특별한 방법이 없는 것에 대하여 무기력하게 좌절을 느끼게 하는 순간도 있었습니다. 또한 어려운 상황에서 최선을 다한 수술로 정상을 찾아가게 되는 과정을 보며 보람을 느끼던 순간도 많이 있었던 것 같습니다.

임상의로 20년이 넘어가던 어떤 순간에 근골격계의 3차원적인 구조와 기능을 전체적으로 들여다 보며 국소적인 정형외과적인 문제를 새롭게 점검하게 되는 과정이 있었습니다. 그러면서 큰 깨달음이 있었습니다. 근본적인 원인에 대한 대답, 그것은 근골격계가 가진 회복력이었습니다.

3차원적인 구조를 유지하면서 지속해서 회복되는 시스템. 이 시스템에 대해 가능하면 과학적이고 재현 가능성이 있는 치료과정을 기술하려고 기고를 하면서 정리를 하였습니다. 그렇게 몇 년에 걸쳐 기고한 내용을 바탕으로 이 책을 쓰게 되었습니다. 하지만 머리속에서만 맴돌고 실제로 책으로 정리해 써 내려가는 과정은 도통 진전이 없는 과정이고 고통스러운 작업이었음을 고백합니다.

실제 기초 의학 실험실이나 학술 연구 과정에 깊이 개입해 보면서 터득한 부분이 많지 않아서 과학적이고 재현성 있는 과정을 기술하는 것은 쉽지 않다고 느꼈습니다. 하지만 작은 부분이나마 현장에서 오랜 경험과 환자들을 직접 진료하며 임상했던 부분들을 정리하는 것도 가치가 있는 작업이라 생각했습니다.

우리의 활동이 의식적인 노력으로 나아지는 경우도 어느 정도 있지만, 우리 인간 생명체의 3차원적인 구조와 기능이 무의식적이고 잠재 의식적인 부분에서 더 많이 결정된다는 것을 기술하고 이 부분이 나빠지는 과정과 점점 더 회복력이 소모되는 과정을 얘기하고 싶었습니다.

그리고 이와 더불어 좋아지게 하는 치료 과정과 노력을 어떻게 해야 하는 것인가에 대한 구체적인 규명에 매달렸습니다. 그래서 복잡하고 난해한 의학 용어와 생체 역학적인 기술이 많아져서 뭐가 뭔지 모르게 되어 버리고 읽기에 지루하고 산만하게 되어 버렸다고 생각되는 때가 많아졌습니다.

집필하며 꼭 이야기하고 싶은 것들이 있었습니다. 중심적인 단어로 이야기하자면 커플링이었습니다. 다르게 이야기하면 관계 속의 일체감이라고 이야기 할 수 있을 것입니다. 이 관계가 우리 몸에 그대로 적용된다는 것이죠. 그래서 우선 두개천골리듬과 근골격계 회복력을 중심으로 이야기하였고, 3차원적인 구조를 유지하면서 기능을 발휘하는 중배엽성 조직의 특성을 많이 넣었습니다.

부족하고 이해하기 어려운 부분을 나름대로 쉽게 쓰려고 노력하였지만 의학용어가 많아 읽는 독자분들이 어려워하지 않을까 고민을 많이 하였습니다. 다음 기회가 있다면 완성도가 높으면서 읽기에 재미있는 다음 버전을 약속드리면서 읽을 때 부족한 부분에 대하여 이해를 부탁드립니다.

이 글을 쓰는 데 여러 가지 불편을 느끼는 데도 참고 이해해 준 가족에게 먼저 감사드립니다. 그리고 멀리 고향에서 가족의 많은 일들을 해결해 주면서 교사로서 그리고 일상적 교육혁명 실

천자로 활동하면서 제 원고를 끝까지 읽고 충고를 해 주신 누나 정은숙 선생님께 감사를 드립니다.

그리고 정리하고 컴퓨터로 작업하는 과정에 여러 가지를 도와 주신 우리 강남성모 정형외과 직원분들의 도움에 대해 고마움을 표시하고 싶고, 학문적인 연구와 토론, 그리고 충고의 기회를 주신 대한 대한도수의학회, 그리고 CSMT(Craniosacral motion therapy)연구회 등에 감사를 표합니다. 여러 연구회와 개별 세미나를 진행하면서 초기에 학문적인 교습과 영감을 함께 했던 분들께 특별히 감사를 드리고 싶습니다.

근골격계의 동적평형, 그리고 회복력에 관하여 새로운 시각으로 보게 해준 한상준 원장님 그리고 김청기 원장님, 최문구 원장님, 한희성 교정치과 원장님, 이문홍 원장님, 이영호 원장님이 특히 초기에 열심히 하게 만들고 도와주신 분들이라 특히 감사를 드리고 싶습니다. 아무쪼록 부족함이 많아 세상에 내놓아야 할지 말지 생각하였지만 용기를 내었음을 이해해 주시고 일반 독자뿐만 아니라 전문적인 활동을 하는 분들도 도움이 되었으면 하는 바람입니다.